reinhardt

WEGE DER PSYCHOTHERAPIE

Mirjam Tanner

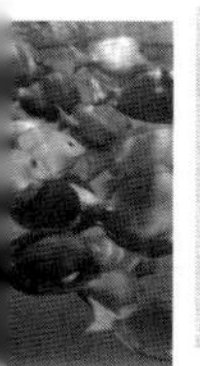

Compassion Focused Therapy – Mitgefühl im Fokus

Mit 6 Abbildungen

Ernst Reinhardt Verlag München Basel

Dr. med. Mirjam Tanner, Zürich, ist Fachärztin für Psychiatrie und Psychotherapie und in eigener psychotherapeutischer Praxis tätig. Sie gibt zahlreiche Fortbildungen zum Thema Mitgefühl.

Bibliografische Information der Deutschen Nationalbibliothek

Die Deutsche Nationalbibliothek verzeichnet diese Publikation in der Deutschen Nationalbibliografie; detaillierte bibliografische Daten sind im Internet über <http://dnb.d-nb.de> abrufbar.
ISBN 978-3-497-02538-1 (Print)
ISBN 978-3-497-60205-6 (E-Book)

Printed in Germany
Reihenkonzeption Umschlag: Oliver Linke, Hohenschäftlarn
Covermotiv: © vilainecrevette – Fotolia.com; Abb. 4 – Polyvagal-Theorie: Urs Zimmermann
Satz: FELSBERG Satz & Layout, Göttingen

Ernst Reinhardt Verlag, Kemnatenstr. 46, D-80639 München
Net: www.reinhardt-verlag.de E-Mail: info@reinhardt-verlag.de

Inhalt

Vorwort

Wir leben derzeit in einer sehr aufregenden Phase in der Geschichte der Psychotherapie. Zu diesem Zeitpunkt konvergieren die alten kontemplativen Traditionen buddhistischer Psychologie mit modernen wissenschaftlichen Methoden, um ein neues Paradigma zu schaffen. Dieser Therapieansatz beinhaltet große Hoffnung, weil er auf der Grundannahme basiert, dass wir unsere *Beziehung* zu dem, was uns stört, und uns selbst immer verändern können. Das gilt selbst dann, wenn wir mit scheinbar undurchdringbaren Problemen konfrontiert sind. Die Schlüsselelemente dieses neuen Ansatzes sind Achtsamkeit und Mitgefühl.

Achtsamkeit fokussiert hauptsächlich auf das nicht-urteilende, offenherzige Gewahrsein der Erfahrung von Moment zu Moment. Wenn wir allerdings in den Griff von intensiven und störenden Emotionen gelangen wie Trauer, Wut, Verzweiflung oder Scham, kann unser Selbstwertgefühl von diesen Emotionen überwältigt werden und wir beginnen uns selbst zu attackieren („Ich bin dumm"; „Ich bin defekt"). Das ist genau der Moment, in dem wir des Mitgefühls bedürfen. Mitgefühl rettet das verwundete Selbst. Während Achtsamkeit sich auf die *Erfahrung* konzentriert, fokussiert Mitgefühl auf den *Erfahrenden*. Zusammen sind Achtsamkeit und Mitgefühl sehr wirksame Elemente, die, wenn sie mitten in schwierigen Emotionen lang genug existieren, diese schließlich transformieren können.

Der englische Psychologe, Dr. Paul Gilbert, erkannte die Bedeutung von Mitgefühl durch die Arbeit mit psychiatrischen stationären Patienten, die klar verstanden hatten, dass ihre Denkweise sie deprimiert machte, aber auch, dass sie das Experimentieren mit realistischeren Gedanken nicht besser fühlen ließ. So stolperte er damals über die Bedeutung des „Aufwärmens des Gesprächs" und die Compassion Focused Therapy (CFT) wurde geboren.

Mit dem Zusatz von aus dem tibetischen Buddhismus adaptierten Mitgefühlsübungen und einem theoretischen Rahmen aus tiefem Mitgefühl und der evolutionären Psychologie („Es ist nicht Deine Schuld, aber es liegt in Deiner Verantwortung") ist die CFT derzeit die umfassendste, empirisch gestützte Annäherung an Mitgefühl in der Psychotherapie und hat wesentlich zu unserem modernen Verständnis von Mitgefühl in der Gesundheitsversorgung beigetragen.

In dieser klar geschriebenen kompakten Einführung in die CFT bietet Dr. Tanner dem deutschsprachigen Publikum einen ausgezeichneten Überblick über die Geschichte, Theorie, Forschung und Praxis der CFT. Es enthält auch hilfreiche Abschnitte über Fallkonzeptualisierung und Anregungen, Mitgefühl in der therapeutischen Beziehung zu schulen. Auch für Leser, die nicht in der klinischen Praxis tätig sind, enthält dieses Buch faszinierende Einblicke in die Entstehungsweise unserer psychischen Probleme und wie sie innerhalb von Beziehungen gelindert werden. Es vermittelt einen Eindruck von der unsichtbaren Macht der Scham bei psychischen Störungen und wie mitfühlende Beziehungen, einschließlich jener, die wir mit uns selbst haben können, unsere tiefsten Wunden zu heilen vermögen. Ich glaube, dieses wichtige Buch wird vielen Therapeuten und ihren Patienten neue Perspektiven eröffnen und sie zu kreativen Behandlungsmöglichkeiten inspirieren.

Christopher Germer PhD, im Dezember 2014

Geleitwort

In diesem verständlich geschriebenen und informativen Buch gibt Mirjam Tanner einen Überblick über die wichtigsten Aspekte der Compassion Focused Therapy und ihre wesentlichen Techniken. Mit tiefer Einsicht geschrieben und einem präzisen Verständnis der Kernprozesse sowie einer umfassenden klinischen Erfahrung ist dies für deutschsprachige Leser eine gute Einführung in diese Therapie. Eine wunderbare Ergänzung zur Literatur über die CFT, aus welcher viele noch lernen können.

Prof. Paul Gilbert PhD, im Dezember 2014

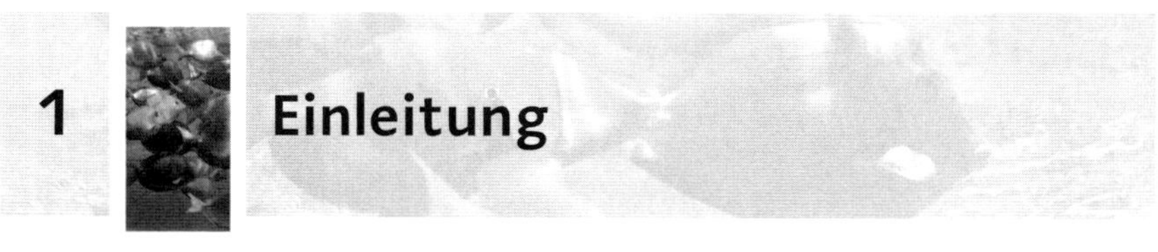

1 Einleitung

Eine Einleitung für ein Buch zu schreiben, beinhaltet eine ganz spezielle Herausforderung. Wie kann sie verfasst werden, damit sie die Neugierde des Lesers derart packt, dass sie auch bis zu Ende gelesen wird und das Interesse für das gesamte Werk weckt? Nach ein paar schlaflosen Nächten, hilfreichen Gesprächen und Versenkung in Meditation über diese Frage reifte die Überzeugung, dass der Leser dazu am besten bereits in der Einleitung einen Hauch von Compassion Focused Therapy (CFT) praktisch erfahren soll. Im besten Fall spricht das im Leser ein tiefes Bedürfnis nach Achtsamkeit und Mitgefühl an sowie das bereits natürlich vorhandene intuitive Wissen über dessen Wert und er fühlt sich da gut abgeholt, wo er sich im Moment auch immer befinden mag. So wie wir in der psychotherapeutischen Arbeit mit CFT die Achtsamkeit unserer Klienten schärfen, um sie Schritt für Schritt an verschiedene Aspekte von Mitgefühl heranzuführen, möchte ich jetzt gerne Ihre Achtsamkeit für diese Zeilen, diese Einleitung und dieses Buch insgesamt gewinnen. Es wäre nützlich, wenn Sie sich dazu sammeln und Anforderungen des Alltags, Belastendes aus den letzten Tagen und mögliche Sorgen, was Ihre Zukunft betrifft, für den Moment ablegen könnten. Warum dazu nicht mit einer der Achtsamkeitsübungen beginnen, mit denen in der CFT gearbeitet wird? Gerne möchte ich Sie mit der folgenden Übung einladen, sich für die nachfolgenden Kapitel zu sammeln und einzustimmen.

1.1 Beruhigender Atemrhythmus: Slowing down and settling

Bitte lesen Sie die folgende Anleitung aufmerksam durch und lassen Sie uns in die Übung und schließlich in dieses Buch eintauchen.

Finde eine entspannte aufrechte Sitzhaltung, die Dir erlaubt, frei zu atmen. Lenke Deine Aufmerksamkeit sanft auf Deinen Atem, auf das Ein- und Ausatmen. Beobachte eine Weile, wie Dein Ein- und Ausatmen geht. Wo spürst Du die Atembewegungen am deutlichsten? Ist das an den Nasenflügeln, wenn Du kältere Luft ein- und wärmere Luft ausströmen spürst? Ist es bei den sich ausdehnenden und sich wieder zusammenziehenden Bewegungen des Oberkörpers? Oder ist es das Heben und Senken der Bauchdecke? Wie lange geht Dein Ein- und Dein Ausatmen?
Lass´ uns nun die Atmung vertiefen und verlangsamen. Dazu kannst Du als körperliches Signal dafür, wohin Deine Atmung fließen soll, Deine Hände sanft auf den Unterbauch legen. Achte nun auch auf die Atempausen vor dem Ein- und Ausatmen. Du kannst die Atmung verlangsamen, indem Du diese Pausen bewusst etwas ausweitest, bis es beginnen würde, etwas unangenehm zu werden. Vertiefen lässt sich Deine Atmung, indem Du Dir beim Ausatmen vorstellst, einen vollen Ballon langsam zu entleeren, indem Du die Luft durch Deinen Mund kontinuierlich und langsam ausströmen lässt. Es ist wichtig, darauf zu achten, die gesamte Luft auszuatmen. Es vereinfacht, vollständig auszuatmen, wenn Du Dir erlaubst, das Ausströmgeräusch oder sonst einen Ton hörbar zu machen.
Wenn Deine Aufmerksamkeit von der Atmung abschweift, ist das ganz normal. Unser Geist ist es gewohnt, sich zu bewegen. Bringe die Aufmerksamkeit dann einfach sanft auf Deine Atmung zurück und fahre mit der tiefen Atmung bis in den Unterbauch hinein fort. Während der gesamten Übung achte darauf, bis tief in den Unterbauch zu atmen, bis dorthin, wo Deine Hände den Unterbauch berühren.

Um beobachten zu können, wohin unsere Aufmerksamkeit gelenkt wird, und um zu üben, sie auf ein bestimmtes Objekt gerichtet zu halten, hilft innere Entschleunigung. Im hektischen Alltag, in der die Aufmerksamkeit vornehmlich auf äußere Begebenheiten gerichtet ist, sind wir oft nicht mit unseren inneren Wahrnehmungen verbunden. Es scheint einen Moment der Ruhe zu brauchen, damit wir uns orientieren und uns unserem inneren Erleben gegenüber öffnen können. Oftmals geschieht das dann, wenn wir nicht mehr abgelenkt und im Bett liegend eigentlich gerne einschlafen möchten. Bei vielen Klienten mit Schlafproblemen kommen die gesamten angestauten inneren Spannungen genau dann zum Vorschein und wühlen sie auf.

Übungen zu kennen, durch die wir uns immer wieder von Neuem beruhigen und innerlich festigen können, ist für jeden Menschen von Nutzen.

Besonders wichtig scheint mir die Fertigkeit, sich selbst zu beruhigen, wenn wir mit Mitgefühl arbeiten wollen. Bevor bei dieser Arbeit Freude entstehen kann, öffnen wir uns immerhin für das eigene Leiden oder das von anderen Leuten und lassen uns davon berühren. Dieses Öffnen wird durch die Möglichkeit, sich wieder beruhigen zu können, beispielsweise durch die obige einfache Atemübung sehr viel leichter möglich. Ohne die Möglichkeit, sich beruhigen und entspannen zu können, besteht bei speziell auf Mitgefühl ausgerichteten Meditationen stets die Gefahr, dass diese das Alarm- und Selbstschutzsystem aktivieren – einen Modus, in dem kaum Mitgefühl hervorgebracht werden kann. Als Beruhigungsübung kann sie jedoch das Beruhigungs- und Fürsorgesystem aktivieren und eine Grundlage bilden für sämtliche Mitgefühlsübungen.

Wird diese Übung im therapeutischen Kontext durchgeführt, empfiehlt es sich wie bei sämtlichen anderen Übungen auch, dass der Therapeut mitmacht und nicht davor zurückschreckt, ein Ausatmungsgeräusch zu demonstrieren.

Auch wenn es mir keine rundum zufriedenstellende Lösung scheint, wurde im Folgenden der Leserlichkeit wegen hauptsächlich die männliche Form verwendet. Beispielsweise ist selbstverständlich immer auch an Therapeutinnen und Klientinnen gedacht und sind selbstverständlich Frauen und sämtliche weibliche Wesen stets genau gleich angesprochen wie männliche.

Gerne möchte ich meinen beiden Töchtern Amani und Aliyah danken für ihre große Geduld mit mir – Ihr musstet für dieses Buch viel zurückstecken! Dem Ernst Reinhardt Verlag und Anne-Kathrein Schiffer danke ich für die äußerst angenehme und beeindruckende Zusammenarbeit. Marie-Anne Rahel, Dir danke ich für Deine Freundschaft und Deinen hilfreichen scharfen Blick für Details. Paul Gilbert und Chris Germer herzlichen Dank für die offenherzige freundliche Unterstützung und Maarten Aalberse für die vielen freundschaftlichen, anregenden, kritischen und differenzierten Diskussionen über die CFT! Ich danke der ACT-Bildungswerkstatt und allen an der CFT interessierten Kolleginnen und Kollegen. Mein Dank gilt weiter Viktor Meyer, meinem Mentor, und meinen buddhistischen Lehrern und Lehrerinnen für das Erfahrenlassen ihres tiefen Mitgefühls. Ich danke allen meinen Klientinnen und Patienten, die mich die CFT klinisch praktizieren lehren. Allen meinen Freundinnen und Freunden möchte ich für ihre verlässliche Verbundenheit danken. Urs, ich bin unendlich glücklich und dankbar, dass Du da bist und mich zum Blühen bringst!

2 Geschichte

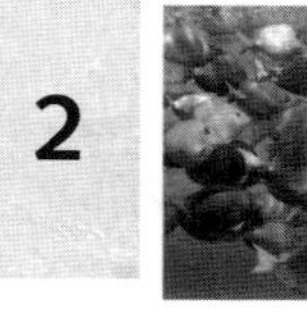

„Mitgefühl ist kein Luxus. Es ist eine Notwendigkeit für das Überleben der Menschheit.“ (*Dalai Lama, zitiert von Daryl Cameron 2013*)

2.1 Paul Gilbert und die Entwicklung der CFT

Paul Gilberts Interesse an Mitgefühl erwachte vor über 40 Jahren, als er als Abiturient einen Vortrag über Carl Gustav Jungs Konzept der Archetypen (C. G. Jung 2012 in der 18. Auflage) hörte. Später studierte er zuerst Wirtschaft und Politik und promovierte schließlich in Psychologie. Sein Interesse, die drei Fächer in einen Zusammenhang zu bringen, prägte seine weitere berufliche Entwicklung und floss später auch in die Compassion Focused Therapy (CFT) ein. Er beschäftigte sich mit der Frage, wie die durch die Evolution geprägte Psyche im Zusammenhang mit unseren ökonomischen Systemen uns einerseits vulnerabel für zahlreiche psychische Probleme macht, aber auch zu Glück und innerer Zufriedenheit führen kann (Gilbert 2000).

Die Faszination an der Jungianischen Analytischen Psychologie führte ihn weiter zur Evolutionären Psychologie. In den Archetypen, die tiefgreifende menschliche Erfahrungen wie Geburt, Mutterschaft, Trennung und Tod über die unterschiedlichsten Kulturen und Generationen hinaus als Urbilder im Unbewussten verankern, erkennt Gilbert einen bedeutenden Ausdruck der evolutionären Entwicklung des menschlichen Geistes.

Auch Beck und Greenberg (Beck 1987; Beck et al. 1985) befassten sich mit entwicklungsgeschichtlichen Einflüssen auf die menschliche Psyche. Sie stellten Zusammenhänge der evolutionären Einflüsse auf die neueren, für uns Menschen charakteristischen kognitiven Fähigkeiten her.

In seiner weiteren Forschung und seinem zweiten Buch „Depression: The Evolution of Powerlessness“ (1992) konzentrierte Gilbert sich auf die Untersuchung von Gefühlen der Unterlegenheit, Niedergeschlagenheit und Beengung im Zusammenhang mit der Erfahrung des Scheiterns. Die Beschäftigung mit diesen Themen führte ihn schließlich zum Studium von Scham und entwertender Selbstkritik, als Phänomene der Selbstentwertung, Selbstunterwerfung bis zu Formen von selbstverletzendem Verhalten (Van Vliet 2011). In weiteren Schritten fügte er neueste Erkenntnisse der Verhaltenspsychologie, Bindungstheorie, Emotionsforschung und Neurobiologie mit seinem Interesse am Buddhismus und seiner Begeisterung für das Thema der Freundlichkeit in seine eigenen wissenschaftlichen und empirischen Studien zusammen.

Folgende Erkenntnisse waren für Gilbert bei der Entwicklung der CFT von ausschlaggebender Bedeutung:

Zunächst interessierte ihn, in welchem Zusammenhang die Evolutionäre Psychologie mit Mitgefühl und Altruismus steht (Gilbert 2005; Bowlby 1969; Hrdy 2009).

Parallel dazu rückte auch die Bedeutung der Evolutionären Psychologie für eine gesunde psychische und physische Entwicklung und unser Wohlbefinden (Cozolino 2007; Gilbert 2009; Siegel 2012a) in den Mittelpunkt wissenschaftlicher Forschung. Bifulco et al. (2002) zeigten, dass Menschen mit chronischen und komplexen psychischen Problemen häufig aus einem Milieu stammen, in dem wenig Mitgefühl und Altruismus erlebt wurde. Auch die erheblichen negativen Auswirkungen daraus auf die menschliche Entwicklung wurden untersucht (Cozolino 2007). Es zeigte sich, dass diese Menschen häufiger von ausgeprägter Scham und einer Tendenz zu entwertender Selbstkritik geplagt werden. In der Folge können sie es sehr schwer haben, sich der Güte anderer Menschen zu öffnen und sich selbst wohlwollend zu behandeln. Von Klienten mit einem solchen familiären Hintergrund hört man im Rahmen einer Therapie mit klassischem kognitiv-verhaltenstherapeutischen Hintergrund u. a. typischerweise Sätze wie: „Ich kann den Sinn hinter den zu trainierenden alternativen positiven Gedanken über mich gut verstehen, aber ich fühle mich trotz der Einsicht immer noch wie X oder wie Y. Immer noch empfinde ich, dass mit mir etwas nicht stimmt oder ich doch selbst schuld daran bin, dass man mich misshandelt hat." Das zeigt, dass das alleinige Vermitteln und Einüben von positiveren gedanklichen Inhalten oft nicht ausreicht, um Klienten auch zu einer positiveren emotionellen Erlebensweise zu verhelfen. Kognitive Einsicht alleine scheint oft die emotionelle Stimmung noch nicht verbessern zu können.

Ganz im Gegenteil dazu unterstreicht Gilbert, dass bei gewissen Klienten ein für sie neuer positiver Inhalt alleine erst recht Selbstzweifel wecken und so eine depressive Verstimmung verstärken kann. Dies scheint eine Antwort auf eine für Klienten befremdende, nicht glaubwürdige positive Kognition zu sein. Die Sozialpsychologie beschrieb dasselbe Phänomen als *Kognitiv-Emotionelle Dissonanz*. In der CFT wird aus diesem Grund nicht nur sorgfältig darauf geachtet, *was* Klienten denken, sondern genauso auf die Intonation von Kognitionen, also darauf, *wie* Gedanken im Kopf von Klienten klingen mögen. Bei depressiven Klienten z. B. sieht sie im häufig sehr harschen und destruktiven Ton ihrer selbstkritischen Gedanken einen wichtigen Faktor, der unbeachtet eine psychische Störung hartnäckig aufrechterhalten kann. In der CFT wird deswegen viel Wert gelegt auf die Entwicklung einer annehmenden, warmen und mitfühlenden Weise, über sich selbst und die Welt nachzudenken. Sie sieht dies als Basis, um konstruktiv reagieren zu können und bietet dafür umfassende Trainingsmöglichkeiten, die vor allem in Kapitel 9 dieses Buches einzeln noch genauer vorgestellt werden.

Neben der Bedeutung des kognitiven Stils von Klienten berücksichtigt das Konzept der CFT schließlich auch das Phänomen des Mentalisierens. Hierbei geht es um die für den Menschen einzigartige Fähigkeit, sich über eigene mentale Zustände und die mentale Verfassung von anderen Leuten Vorstellungen zu machen. In der CFT wird der Standpunkt vertreten, dass das Aufbauen eines gefestigten mitfühlenden Selbst in der Therapie die Entwicklung der Mentalisierungsfähigkeit von Klienten günstig beeinflussen kann. Unter günstig versteht die CFT dabei eine Entwicklung, die die soziale Verbundenheit und eine grundlegend wohlmeinende Selbst- und Fremdbeurteilung fördert.

Als ein weiterer Faktor, der die CFT maßgeblich mitprägte, spielte Gilberts Interesse am Buddhismus eine wichtige Rolle. Angeregt von der buddhistischen Sichtweise, die das Leiden eines Menschen nicht pathologisiert sondern im Gegenteil betont, wie menschlich und unumgänglich schmerzhafte Erfahrungen im Leben sind, wuchs seine Faszination daran. Sein persönliches Interesse an psychologischen und philosophischen Aspekten des Buddhismus brachte ihn schließlich in Berührung mit buddhistischen Mitgefühlspraktiken. Darunter werden im Buddhismus spezifische Übungen, wie die der „Vier Grenzenlosen“ oder „Tonglen“ zur Entwicklung von Mitgefühl verstanden (siehe Kapitel 2.3.1, 4.1.6 und 9.7.1). Im Folgenden werden unter dem Begriff Mitgefühlspraktiken aber sämtliche Übungen angesprochen, die sich für die Kultivierung von Mitgefühl als hilfreich erwiesen haben, auch jene ohne buddhistischen Hintergrund.

Ihren Wert und ihre heilsamen Qualitäten auch für die westliche Psychotherapie erkennend wurde Mitgefühl für Gilbert das Zentrum, um welches sich psychologische Heilung dreht. Andere Vertreter der Verhaltensmedizin und kognitiven Verhaltenstherapie wie Jon Kabat-Zinn, John Teasdale und Steven Hayes, um nur einige wenige zu nennen, begannen, mehr und mehr Elemente des buddhistischen Achtsamkeitstrainings für die westliche Psychotherapie zu adaptieren. Diese lösten damit die dritte Welle der Verhaltenstherapien, die Achtsamkeitsbasierte Verhaltenstherapie, aus, während dagegen Gilberts Interesse bei den Mitgefühlspraktiken blieb. Damit Achtsamkeits- und Mitgefühlspraktiken in der westlichen Medizin und Psychotherapie Anerkennung finden und ihren Platz einnehmen konnten, werden sie inzwischen seit rund vier Jahrzehnten durch Forschung auf ihren klinischen Nutzen hin überprüft und an das westliche Klientel adaptiert. Inzwischen gibt es mit der *Compassionate Mind Foundation* ein weltweites Netz von an der CFT interessierten Klinikern und wissenschaftlichen Forschern. In Kapitel 7 können sich interessierte Leser über weitere psychologische Ansätze informieren, die auf Mitgefühl fokussieren.

2.2 Wissenschaftliche und gesellschaftliche Hintergründe

Im Folgenden soll eine Übersicht geschaffen werden über die wichtigsten wissenschaftstheoretischen und sozialpsychologischen Einflüsse, welche die Entwicklung der CFT prägten. Wir werden diesen Themen später noch ausführlicher in Kapitel 3 begegnen.

Im letzten Jahrhundert wurde durch die Evolutionspsychologie die Sichtweise populär, unser Gehirn als eine Art Hybrid zu betrachten (Liebermann 2013). Dabei handelt es sich um ein System, bei dem mehrere Technologien miteinander kombiniert wurden und welches als zusammengesetztes Ganzes neue Eigenschaften und Möglichkeiten hervorgebracht hat. Dieses System besteht aus dem entwicklungsgeschichtlich älteren Hirnstamm, der manchmal etwas entwertend auch als Reptiliengehirn bezeichnet wird. Neben dem Hirnstamm entwickelten sich neuere und höher entwickelte Anteile. Diese umfassen die zu analytischeren Leistungen befähigte Großhirnrinde und würden dem jungen Säugergehirn entsprechen (Liebermann 2013). Beide Teile stehen durch das Zwischenhirn, dem Ort des limbischen Systems oder des älteren Säugergehirns in einer Art funktionaler Verbindung. Die Entwicklung des Hirnstamms lässt sich bis auf rund 500 Millionen Jahre zurückverfolgen. Seine Funktionen scheinen instinktgetrieben und fokussieren im Wesentlichen auf Kämpfen, Flüchten, Nahrungsbeschaffung und Fortpflanzung. Wenn es der Sicherheit dient, kann er blitzschnell Signale weiterleiten und verarbeiten.

Darwin legte 1859 in seinem Buch *The Origins Of Species* dar, dass unser Geist und Gehirn die Folge einer natürlichen Auslese sind. Dabei baut die Evolution strikt auf ihren früheren Entwicklungen auf. Weil sie sich nie rückwärts bewegen kann, werden ältere primitivere Baupläne in modernere implementiert. So wird verständlich, dass auch die Gehirne von Säugetieren artenübergreifend über dieselben Funktionspläne verfügen.

Was uns als Menschen von anderen Primaten unterscheidet ist jedoch die relative Größe unseres Gehirns, dabei speziell die Größe der Großhirnrinde und des Präfrontalen Cortex, der direkt hinter der Stirn liegt. Dieser ist unter anderem beteiligt bei der Erschaffung von Vorstellungen von Raum und Zeit, des Selbstgefühls und von Mentalisierungsprozessen, moralischen Urteilen sowie bei der Erzeugung einer bewussten Aufmerksamkeit (Gilbert 2013; Liebermann 2013).

2.2.1 Das alte und das neue Gehirn

Für die CFT sind Spannungen durch Dissonanzen, die durch das komplexe Zusammenspiel älterer und neuerer Gehirnstrukturen entstehen können, deshalb wichtig, weil sie emotionelle Reaktionen erzeugen können, die uns im Alltag vor große Probleme stellen. Grundsätzlich geht es dabei darum, dass im Zusammenhang mit schwierigen Emotionen unsere neueren Hirnfunktionen sozusagen durch die älteren „ausgetrickst" werden können. So können deren ältere, instinktivere und wenig reflektierte Funktionen die Steuerung übernehmen und ungewollt das Verhalten bestimmen (Gilbert 2013). Zur Illustration ein praktisches Beispiel, nennen wir es die „Pralinengeschichte".

Die Pralinengeschichte

Nehmen wir an, wir entdecken soeben, dass eines unserer Kinder die Pralinen, die wir eigentlich einer Freundin zum Geburtstag schenken wollten, restlos aufgegessen hat. Leicht könnte es passieren, dass wir auf Basis der älteren Gehirnstrukturen von einer sehr rasch aufkommenden Ärgerreaktion übermannt werden. Der Körper reagiert mit erhöhter Muskelspannung, wir können spüren, wie unser Herz schneller zu schlagen beginnt, und vielleicht nehmen wir eine Welle von Energie wahr, die in unserem Körper aufwärts zum Kopf zu schießen scheint. Bevor wir überlegen konnten, was jetzt wirklich am vernünftigsten wäre, nämlich gegebenenfalls neue Pralinen zu kaufen, haben wir möglicherweise bereits begonnen, auf das Kind einzuschimpfen und mit Drohgebärden herumzufuchteln. Kurze Zeit später wundern wir uns eventuell bereits wieder darüber, was denn im Verhältnis zum Geschehenen einen derart großen Alarm ausgelöst hat. Im weiteren Verlauf beginnen wir, uns vielleicht sogar kritische Fragen zu unserem aufbrausenden Verhalten zu stellen und uns vorzuwerfen, dass wir so harsch auf eine Kleinigkeit reagierten. Eventuell beginnen wir, uns neben dem Pralinenraub zusätzlich auch noch über uns selbst zu ärgern. Es kann geschehen, dass wir für längere Zeit zwischen Ärger, Frustration und ruhigeren planerischen Überlegungen hin- und hergeworfen werden, bis wir uns wieder beruhigen können und herausgefunden haben, wie wir uns verhalten wollen.

Dafür, so sagen uns Neurowissenschaftler wie Rick Hanson (Hanson & Mendius 2009), spielen die Quantität und die Qualität der Vernetzungen von Hirnarealen des älteren (Amygdala = A) und neuen Gehirns (Anteriorer Cingulärer Cortex = ACC, einem Teil des Präfrontalen Cortex) eine entscheidende Rolle. Wenn Impulse in der neuronalen Achse von unten (A) nach oben (ACC) fließen (bottom up reaction), reagieren wir instinktiver, leidenschaftlicher und rascher. Umgekehrt scheinen Reaktionen, die von oben (ACC) aus gesteuert nach unten (A) fließen (top down reaction), bewusster gewählt, auf mehr Vernunft basierend und durch eine weitere Sicht in die Zukunft motiviert. Top-down-Reaktionen brauchen mehr Zeit. Diese beiden Netzwerkzentren, metaphorisch gesprochen das Herz und der Kopf, können sich durch stärkere gegenseitige Verbindung unterstützen. Durch achtsames Wahrnehmen unserer Reaktionen kann das innere Feuer gelöscht werden. Die Bewusstheit über unsere Absichten ermöglicht es, klar zu entscheiden – für Kopf- oder Herzreaktionen. Dem Prinzip folgend, gemäß welchem Neurone, die zusammen feuern schließlich zusammen verdrahten (engl.: „neurons that fire together wire together"), werden die für achtsames Gewahrsein und bewussteres Erkennen von Absichten notwendigen neuen neuronalen Verbindungen zwischen älteren und neueren Arealen geschaffen und verstärkt (Hanson & Mendius 2009).

In der CFT ist die Bildung und Reifung solcher neurophysiologischer Entwicklungsmuster von Interesse. In einem weiteren Schritt bringen Gilbert und sein Team Erkenntnisse daraus mit Ergebnissen aus der Bindungsforschung in Zusammenhang. Die CFT anerkennt die hohe Vulnerabilität des Menschen vor allem während der Geburt, seiner perinatalen und daraufhin folgenden frühesten Bindungen zu Bezugspersonen. Der Umstand, dass der Mensch als verhältnismäßig sehr unausgereiftes Wesen zur Welt kommt, überlässt dem Umfeld, in das er geboren wurde, einen entsprechend großen Einfluss auf seine Ausreifung. Gilbert betont, dass wir weder diese hohe Vulnerabilität noch das soziale Milieu auswählen können, in das wir hineingeboren werden und das uns maßgeblich prägt. Nach Gilbert entwickelt sich das menschliche Gehirn zu einem großen

Teil *aus* sozialen Interaktionen *für* soziale Funktionen (Gilbert 2014a), weswegen frühe Bindungsstörungen besonders prägend sind. Die dafür wichtigen neurophysiologischen Entwicklungsmechanismen finden zunehmend Beachtung und Integration allgemein in der Psychotherapie und ganz speziell in der CFT.

Weiter wurde in der CFT die Störanfälligkeit der durch die Evolution geformten Funktionen der Emotionsregulierung untersucht. Es zeigte sich, dass Klienten sehr davon profitieren können, wenn ihnen diese Zusammenhänge auf anschauliche Weise in psychoedukativer Absicht erklärt werden. Die CFT greift dafür auf das einfache und illustrative Modell von Depue (Depue 2005) zurück. Das adaptierte Modell geht von drei unterschiedlichen basalen Regulationssystemen der Emotionen aus: dem Aktivierungs- und Anreizsystem, dem Bedrohungs- und Selbstschutzsystem und dem Beruhigungs- und Fürsorgesystem. Die CFT entwickelte insbesondere Methoden, um das Beruhigungs- und Fürsorgesystem zu stärken mit der Absicht, die drei Systeme insgesamt besser in Balance zu bringen. Kapitel 3.2 widmet sich ausschließlich den drei Emotionsregulierungssystemen.

2.2.2 Mentalisieren, mehrere Selbst und Archetypen

Darüber, wie eigenen mentalen Zuständen und denen von anderen Leuten Bedeutungen zugeschrieben werden, gibt es in der Psychologie verschiedene Erklärungsansätze. Für die CFT war das Modell der Mentalisierungsfähigkeit als einer dieser Ansätze von Interesse.

Die CFT betrachtet die Persönlichkeit als ein System, das aus mehreren Persönlichkeitsanteilen (multiple selves) besteht, die unabhängig voneinander aktiviert werden können. Als Beispiele neben vielen anderen Persönlichkeitsanteilen seien hier das selbstkritische Selbst, das ängstliche Selbst, das fürsorgliche Selbst oder das mutige und interessierte Selbst erwähnt.

Gilbert interessierte sich für den Einfluss von Mitgefühlspraktiken auf die Kompetenz des Mentalisierens und Integrierens verschiedener Persönlichkeitsanteile bei Klienten. Er stellt diese Kompetenzen in Zusammenhang mit dem Wohlbefinden von Klienten.

Die Mentalisierungsfähigkeit erlaubt dem Menschen, sich effizient auf die geistige Verfassung von anderen Leuten einzustellen. Sie erleichtert ebenfalls, mit den eigenen Hoffnungen, Befürchtungen, Absichten und Zielen effektiv umzugehen und diese mit solchen von anderen Menschen in Übereinstimmung zu bringen. Um sich in unterschiedlichen sozialen Rollen und Beziehungen und bei sozialen Aufgaben zu bewähren, werden die Informationen genutzt, die durch das „Lesen“ und Interpretieren verschiedener Geisteszustände gewonnen werden können. Sowohl eine schwach entwickelte Fähigkeit zu mentalisieren wie vermutlich auch eine überdurchschnittlich starke kann mit Schwierigkeiten bei der Selbst- wie der Kontextwahrnehmung einhergehen. Die CFT interessiert Zusammenhänge zwischen Mentalisierungsprozessen und einer Dysbalance der Emotionsregulierung.

Dabei konnte man im Rahmen der CFT-Therapie beobachten, dass Achtsamkeits- und Mitgefühlsübungen die Mentalisierungskompetenz auf günstige Weise beeinflussen können.

Durch die in den CFT-Übungen angestrebte Entschleunigung des Selbsterlebens werden unterschiedliche innere Muster und Persönlichkeitsanteile, mentale Zustände und archetypische Anteile des Selbst häufig genauer erfahren. Es wird deutlicher beobachtbar, wie verschiedene innere Zustände aktiviert und wieder deaktiviert werden und wie sie mit Gedanken, Gefühlen, Erinnerungen, Wünschen und Verhalten verknüpft sind. In der buddhistischen Psychologie werden diese unterschiedlichen Zustände Geistesformationen oder Gewohnheitsmuster genannt (Holmes & Holmes 2013). Piaget und die kognitiven Verhaltenstherapeuten sprechen von Schemata, psychodynamisch orientierte Psychologen nennen sie Ich-Anteile oder Ego States (Holmes & Holmes 2013). Die CFT spricht von den *mehreren Selbst* (engl. *multiple selves*).

In der CFT wird Wert darauf gelegt, die Mitte einer Person, aus welcher sich die verschiedenen Anteile u. a. überhaupt beobachten lassen, durch die Entwicklung eines mitfühlenden Selbst zu stärken. Aus diesem mitfühlenden Selbst heraus kann ein hilfreicher Abstand zu den häufig unbewusst und teilweise automatisch ablaufenden Mustern entstehen. Die Identifikation oder Fusion mit schwierigen Anteilen kann gelockert werden. Die gesamte Selbstidentität wird mehr und mehr als etwas Dynamisches, Wechselhaftes und Vielseitiges erlebt.

Der tibetische Buddhismus nimmt sich die Vorstellung von Mandalas zu Hilfe. Ein Mandala ist ein Raum mit einem Zentrum. Die Stärkung und Festigung des mitfühlenden Zentrums erlaubt es uns, die unterschiedlichen Persönlichkeitsanteile und die Welt um uns aus einer neuen Perspektive zu betrachten und zu erfahren (aus der mitfühlenden Mitte heraus). Wenn wir unsere Mitte verlieren, werden wir an den Rand des Mandalas geschleudert und verlieren unsere mitfühlende Perspektive, identifizieren uns mit gewissen Persönlichkeitsanteilen und laufen Gefahr, uns in reaktiven Verhaltensmustern zu verlieren. Gemäß dem tibetischen Buddhismus entsteht daraus Leiden. Das Mitgefühlstraining öffnet Wege und Türen ins reine mitfühlende Zentrum.

Um die vielen Selbst auf lebendige Weise erfahrbar zu machen, möchte ich Sie, wie Tom und Lauri Holmes es in ihrem Buch *Reisen in die Innenwelt* (Holmes & Holmes 2013) tun, einladen, Ihre eigenen verschiedenen Selbst, im Beispiel „Teile“ genannt, zu erkunden.

In diesem Augenblick wird es vermutlich eine Reihe von Teilen in Ihrem Inneren geben, die auf dieses Buch reagieren. Es kann sein, dass ein interessierter Teil von Ihnen aktiviert ist, ein Teil, der gerne verstehen und Neues lernen will. Wenn Sie andererseits an dem zweifeln, was Sie hier lesen, dann haben diese Zeilen womöglich Ihren inneren Skeptiker oder Kritiker aktiviert. Es ist auch durchaus möglich, dass beide Teile gleichzeitig in Ihrem Bewusstsein existieren und Sie im Moment interessiert, aber auch skeptisch sind (Holmes & Holmes 2013).
Je nachdem was für ein Teil bei Ihnen durch das Lesen aktiviert wurde, werden Sie zu verschiedenen Betrachtungen kommen und unterschiedliche Schlüsse ziehen für Ihr weiteres Verhalten. Während Ihr interessierter Teil Sie motivieren wird, weiter zu lesen, könnte Ihr innerer Kritiker Sie veranlassen, das Buch gelangweilt oder verärgert auf die Seite zu legen. Falls Ihr Kritiker viel Raum einnimmt und Sie sehr mit ihm identifiziert sind, könnte sich Ihre Stimmung trüben. Vielleicht könnten Sie sich dann entscheiden, keine Bücher mehr über Psychotherapie oder Mitgefühl zu lesen. Wenn Sie dagegen aus Ihrer Mitte heraus bewusst wahrnehmen, welche Teile aktiviert wurden, werden Sie sie aus einer anderen Perspektive beurteilen. Sie vergegenwärtigen sich, was der skeptische Teil für eine Funktion bei Ihnen hat und bei welchen Gelegenheiten er aktiviert wird. Sie könnten Ihrem Skeptiker gegenüber möglicherweise Verständnis aufbringen und seine Fertigkeiten wie kritisches Hinterfragen würdigen. Mit Abstand zu ihm können Sie Ihr Verhalten bewusster wählen. Sie könnten zum Schluss kommen, dem Skeptiker in dieser Angelegenheit nicht folgen zu wollen, sondern Ihrem interessierten Teil mehr Aufmerksamkeit zu schenken. Sie wären dann nicht mehr bereit, von der Lektüre zu lassen, Ihr Interesse würde Sie weiter anregen und vielleicht würden Sie fasziniert vom Thema der CFT und des Mitgefühls dieses weiter verfolgen wollen.

Die CFT geht davon aus, dass eine gut entwickelte, mitfühlende mentale Funktion, das sogenannte „Mitfühlende Selbst“ die Gesamtintegration und Koordination der verschiedenen Seiten einer Person durch ihre annehmende und offene Qualität unterstützt.

Gewisse Persönlichkeitsanteile sind von Archetypen geprägt, die bereits im Zusammenhang mit C. G. Jungs Analytischer Psychologie erwähnt wurden. Diese im Unbewussten verankerten Urbilder wurden über die Generationen weitergegeben. Sie scheinen aus für Menschen bedeutungsvollen Lebenserfahrungen wie Geburt und Tod entstanden zu sein und über die Kulturen hinweg Gemeinsamkeiten zu haben. Durch diese Archetypen verfügt der Mensch über ein instinktives Wissen und Verständnis für entscheidende allgemein menschliche Lebenserfahrungen. Interessant ist, dass bereits C. G. Jung den Archetypus des „alten Weisen" ausmachte, während die Weisheit in der CFT als eine wichtige Eigenschaft von Mitgefühl betrachtet wird. Die CFT bietet mit Theorie und Praxis eine gute Hilfe, dieses zum Blühen zu bringen.

2.2.3 Unsere moderne gesellschaftliche Lebensrealität

Neben Körper und Geist, durch die Glücksgefühle und solche der Erfüllung aber auch Verzweiflung und Schmerzen erfahren werden können, ist der Mensch auch Teil sozialer Systeme und Realitäten, die ebenfalls Quelle für Zufriedenheit und Geborgenheit aber auch Leiden und Einsamkeit werden können. Über viele Begebenheiten des Lebens, beispielsweise in welcher geografischen Region, in welche sozialen Verhältnisse und in welche Familie jemand hineingeboren wird, hat der Mensch keine Wahl oder Möglichkeit mitzubestimmen. In gewissem Sinn wird jeder herausgefordert, sich so gut wie möglich im Strom des Lebens zurechtzufinden und sich an neue als auch schwierige Verhältnisse anzupassen. Selbst mit viel Glück und wenigen Schicksalsschlägen wird früher oder später jeder durch Alter, Krankheiten und schließlich den Tod mit den oft schmerzhaften Schwierigkeiten hinter der stetigen Wandelbarkeit, Unstetigkeit und Vergänglichkeit des Lebens konfrontiert.

Der CFT ist es ein Anliegen, jene Begebenheiten im Leben eines Menschen herauszufiltern, die weder ausgesucht noch kontrolliert und oft auch nicht verändert werden können. Gilbert prägte dafür den Begriff vom „in den Strom des Lebens geworfen werden"(Gilbert 2009). Dass Empfindungen geringer Beeinflussbarkeit, Unberechenbarkeit und Unvorhersehbarkeit im Leben für den Menschen zu Bedrohungen werden können, ist verständlich. Die CFT untersucht in diesem Zusammenhang Dysfunktionen der Emotionsregulierung und daraus entwickelte psychische Störungen. Die Mitgefühlspraktiken können helfen, die Emotionsregulierung in ein Gleichgewicht zu bringen, was für psychische Gesundheit und Wohlbefinden ausschlaggebend ist.

Als weitere Begebenheit interessiert sich die CFT für den Einfluss der gegenwärtigen Lebenssituation in den westlichen Industrienationen auf die Gesundheit ihrer Bewohner. Hier können Menschen durch enorme technische Errungenschaften und Wohlstand äußerlich betrachtet ihr Leben in höchstmöglicher Sicherheit leben. Diese Tatsache spiegelt sich aber interessanterweise nicht im psychischen Wohlbefinden und der psychischen Gesundheit der Menschen in den modernen Gesellschaften wider. Wie ist es zu erklären, dass gemäß der Weltgesundheitsorganisation (WHO) affektive Störungen weltweit bei gleichbleibender Zunahme bis ins Jahr 2020 die zweithäufigste Ursache für gesundheitliche Beeinträchtigung sein sollen (Gilbert 2009; WHO Europa 2014)? Neben der WHO beschäftigten sich Twenge et al. (2010) mit der alarmierenden Zunahme psychischer Erkrankungen in westlichen Ländern. Sie führen diese auf den im Vordergrund stehenden Materialismus und Individualismus (extrinsische Ziele) bei kompetitiver und statusfokussierter Selbstevaluation zurück. Parallel dazu beobachten sie ein In-den-Hintergrund-Rücken von Zielen wie Kooperation, Gemeinschaft und Teilen (intrinsische Ziele) als ungünstigen Faktor.

Diese durch Konkurrenz und Wettbewerb gekennzeichnete materialistische Welt bringt Idealbilder von Männern und Frauen hervor, die sich immer weiter weg von den Grenzen der durchschnittlichen Leistungsfähigkeit und beispielsweise natürlichen Schönheit des Menschen entfernen. Die Atmosphäre wird kämpferisch und hart und nicht alle schaffen es langfristig, die angestrebten Muster zu imitieren und zu erlernen, die in der Wettbewerbsgesellschaft zum Erfolg führen. Interessant im Zusammenhang mit psychischen Störungen mag die Beobachtung sein, dass die moderne Gesellschaft jenen Menschen Vorteile zu bieten scheint, die in erster Linie über ein ausgeprägtes Aktivierungs- und Anreizsystem, aber auch Bedrohungs- und Selbstschutzsystem verfügen. Dagegen scheint die Bedeutung des Beruhigungs- und Fürsorgesystems für unsere psychische Gesundheit gesellschaftlich noch immer weitgehend von untergeordnetem Interesse zu sein. Dies ist die Realität, obwohl Menschen durch das Verkennen seiner Bedeutung riskieren, in einem permanenten emotionellen Ungleichgewicht zu leben. Die langfristigen gesundheitlichen Folgen daraus werden noch immer unterschätzt und wenig beachtet.

2.3 Der Einfluss des Buddhismus auf die Entwicklung der CFT

In unserer Gesellschaft, in der Vorbehalte gegenüber den christlichen Kirchen relativ weit verbreitet sind, weckt der Begriff des Mitgefühls in entsprechend kritisch eingestellten Kreisen zunächst häufig Misstrauen. Wegen der Assoziation mit Religion stößt der Begriff bei Religionsskeptikern manchmal auf Widerstand und verlangt Erläuterungen.

Die modernen westlichen Wissenschaften sind bei der Erforschung der Natur des menschlichen Geistes und des Leidens in der Welt auf die Bedeutung von Achtsamkeit gestoßen. Mittlerweile ist auch das Thema Mitgefühl in der Welt der Wissenschaften angekommen. In dieser stößt es inzwischen auf derart reges Interesse, dass es nicht übertrieben scheint, von einem eigentlichen Boom zu sprechen. Freunde wissenschaftlicher Fakten mögen die rasant zunehmenden wissenschaftlichen Ergebnisse, Daten und Erkenntnisse über Potenzial und Bedeutung des Mitgefühls eher überzeugen als jahrtausendealte Überlieferungen aus religiös und spirituell gefärbten Weisheitstraditionen. Für diese Leser gibt es in Kapitel 5 Hinweise zu wissenschaftlichen Publikationen. Im Folgenden soll auf die buddhistischen Wurzeln von Mitgefühl eingegangen werden, die die CFT genauso wie die wissenschaftlichen Grundlagen mitgeprägt haben. Viele praktische Übungen, die den Klienten in der CFT vermittelt werden, entstammen ursprünglich dieser Tradition. Sie wurden speziell für die Verwendung in der westlichen Psychotherapie ausgewählt und adaptiert.

Seit Tausenden von Jahren beschäftigen sich westliche sowie östliche Philosophen und Religionsgelehrte mit der Ergründung der menschlichen Seele und der Bedeutung des Leidens im Leben. Sämtliche Weisheitstraditionen und Weltreligionen thematisieren und vermitteln nahezu einstimmig eine Ethik, in der Mitgefühl eine zentrale Rolle spielt.

Einer der Hintergründe für das steigende Interesse im Westen am Buddhismus sind seine jahrtausendealten Praktiken der Introspektion und reflektierenden Psychologie. Diese Methoden vermitteln ein Vertrautwerden mit den Wahrnehmungen und Funktionsweisen des menschlichen Geistes. Unter Geist wird dabei von Buddhisten nicht nur das verstanden, was der Mensch „im Kopf" erlebt. Für buddhistische Mönche, die als Probanden an wissenschaftlichen Studien über die Wirkung von Mitgefühlsmeditationen teilnahmen, soll es ausgenommen amüsant gewesen sein, für die Erforschung ihrer Geistesverfassung Elektroden an den Kopf gesetzt bekommen zu haben – und nicht an ihr Herz.

Um einen Zugang zum buddhistischen Verständnis vom Mitgefühl zu schaffen, werden im Folgenden die Praxis der „*Vier Unermesslichen*" und die Theorie der „*Vier Edlen Wahrheiten*" vorgestellt. Teile der Übungspraxis der „*Vier Unermesslichen*" wurden in die CFT aufgenommen und finden sich als Meditationen in Kapitel 9.

2.3.1 Die „Vier Unermesslichen" und die „Vier Edlen Wahrheiten"

Freundlichkeit, Mitgefühl, Mitfreude und Gleichmut sind so wichtig für unser Wohlergehen, dass sie im Buddhismus die „Vier Unermesslichen" (Pali: Brahma Vihara) genannt werden. Die „Vier Unermesslichen" sind eine unter vielen Antworten des historischen Buddha Siddharta Gautama auf das Leiden, das wir unausweichlich früher oder später im Leben erfahren. Es geht darum, diese vier sich ergänzenden Qualitäten durch ein Set von Meditationen und schließlich im Alltagsleben zu kultivieren. Ein Effekt dieser Übungen soll sein, dem Leiden gestärkter zu begegnen.

Seine Lehre über die Natur des Leidens fasste der Buddha in den „Vier Edlen Wahrheiten" zusammen, die nach Gilbert bestens mit den Erkenntnissen der westlichen Wissenschaften übereinstimmen (Gilbert 2013). Die „Vier Edlen Wahrheiten" prägen die Sichtweise der CFT über leidvolle menschliche Erfahrungen grundsätzlich, so dass sie hier kurz erwähnt werden sollen:

- Erste „Edle Wahrheit": Leiden in seinen unterschiedlichen Formen existiert.
- Zweite „Edle Wahrheit": Leiden hat einen Grund.
- Dritte „Edle Wahrheit": Leiden kann aufgelöst werden.
- Vierte „Edle Wahrheit": Es gibt einen klaren Weg zur Befreiung von Leiden.

Zur ersten „Edlen Wahrheit": Mit Leiden wird der alte indische Begriff aus dem Pali „Dukkha" gleichgesetzt. Bei genauerer Betrachtung findet man, dass Dukkha, wird es ein wenig subtiler und weitergefasst als der Begriff Leiden, „schwer zu ertragen" bedeutet. Wir sind alle unausweichlich dem Prozess des Alterns, Krankheiten, Verletzungen und schließlich dem Tod ausgesetzt. Diese schmerzhaften, unangenehmen Unbeständigkeiten und Verluste, die zum Leben gehören, sind manchmal schwer zu ertragen.

Zur zweiten „Edlen Wahrheit": Die zweite „Edle Wahrheit" spricht die drei unheilsamen Wurzeln des Leidens an (Kornfield 2008). Diese sind *Anhaftung, Hass und Unwissenheit*. Die zweite „Edle Wahrheit" besagt keinesfalls, dass wir, um glücklich zu sein, nie wieder Ärger oder ein ähnliches Gefühl zeigen geschweige denn verspüren sollten. Es geht hier vielmehr um festgefahrene rigide Formen von Wünschen und Emotionen, in denen wir uns verlieren und feststecken. Die Art und Weise, wie wir mit unseren Wünschen umzugehen verstehen, kann einen entscheidenden Einfluss auf unsere gesamte psychische Gesundheit ausüben. *Unheilsame Wünsche*, so heißt es in den Schriften, sollen auf Begehrlichkeiten und Unwissenheit beruhen und Gier, Angst, Geiz und Anhaftung erzeugen. *Heilsame Wünsche* dagegen beruhen auf Weisheit und Mitgefühl und führen zu Fürsorglichkeit, Verantwortungsbewusstsein, Großzügigkeit und Integrität und damit zu Gesundheit. Mit Unwissenheit, manchmal auch als Ignoranz bezeichnet, ist die illusorische Vorstellung gemeint, dass wir abgetrennt vom Rest der Welt und unverbunden mit anderen existieren könnten.

Zur dritten und vierten „Edlen Wahrheit“: Über die dritte und vierte „Edle Wahrheit“ schreibt Sharon Salzberg auf berührende und pointierende Weise Folgendes:

> „Das Unheilsame lässt sich nicht aufgeben, indem wir das vertraute Gefühl von Getrenntsein einfach ärgerlich beiseite fegen. Es geschieht vielmehr, indem wir üben, uns und alle Lebewesen wirklich zu lieben. Im Licht dieser Liebe können wir die Bürde klarer erkennen und wir beobachten, wie sie einfach von uns abfällt.“ *(Salzberg 2006)*

Der Weg der Befreiung beinhaltet das Erkennen und Loslassen von unheilsamen Absichten und das Kultivieren von heilsamen Motiven. Genau dafür werden „Die Vier Unermesslichen“, neben anderen Übungen, in allen buddhistischen Traditionen gelehrt. In Kapitel 9 werden die inzwischen auch im Westen auf große Resonanz stoßenden Übungen der Vier Unermesslichen, die in die CFT eingeflossen sind, genauer vorgestellt.

Sowohl die CFT wie auch die jahrtausendealten buddhistischen Schulen betrachten Lasten, Schmerzen und Leid nicht als Fehler. Buddha lehrte, dass sie zur Natur des Lebens gehören. Allerdings lehrte er stets, wenn er über Leiden sprach, auch den Weg der Befreiung davon!

In Anlehnung an die buddhistische Tradition kam die CFT zum Schluss, dass das Kultivieren und Ausweiten von Mitgefühl den Beruhigungs- und Fürsorgemodus stärkt, was wiederum den Umgang mit Belastungen, Sorgen und Schmerzen erleichtert. Wir lernen, uns rascher und tiefer zu besänftigen und uns um uns selbst und Fremde zu kümmern. Das Gefühl von sozialer Verbundenheit beruhigt und kann ein Gefühl von Sicherheit selbst in turbulenten Zeiten vermitteln: Mitgefühl spielt für unsere Gesundheit somit eine zentrale Rolle.

Angaben zu Literatur über die „Vier Edlen Wahrheiten“ und die „Vier Unermesslichen“ finden sich unter den Literaturempfehlungen.

Die große Bedeutung buddhistischer Weisheit und Übungstradition für die CFT kommt letztendlich auch darin zum Ausdruck, dass Gilbert sein jüngstes Werk *Mindful Compassion* zusammen mit Chöden, einem früheren buddhistischen Mönch der tibetischen Tradition schrieb. Durch Chödens große Erfahrung mit vielen Meditationspraktiken gewinnt der Übungsteil der CFT weiter an Tiefe und Klarheit und wird durch zusätzliche Praktiken bereichert. Das erleichtert deren Erlernen und Vertiefen für den Therapeuten und motiviert schließlich zum Weitervermitteln im Therapiesetting.

3 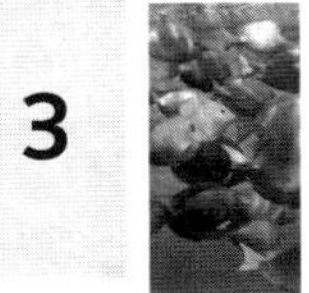 Theorie

3.1 Die Evolution formt unseren Geist

> „In der Tat, das erste Aufflackern von Mitgefühl für uns selbst beginnt mit unserem Mitgefühl für die Tatsache, dass unser Gehirn sehr komplex ist, voller konflikthafter Motive, Wünsche und Emotionen, die oft nicht gut zusammenarbeiten." *(Gilbert 2013, 29)*

Über hunderte Millionen Jahre entwickelten unsere Vorfahren drei fundamentale Strategien für das Überleben:

- Die Fähigkeit, Grenzen setzen zu können zwischen sich und der Umwelt und zwischen einem geistigen Zustand und einem anderen.
- Immer wieder neu Herstellen und Aufrechterhalten einer Stabilität in einer sich stets verändernden Umwelt, um körperliche, emotionale und geistige Systeme im Gleichgewicht halten zu können.
- Gelegenheiten ergreifen und Gefahren meiden lernen, um den Nachwuchs zu fördern (Hanson & Mendius 2009).

3.1.1 Die Evolution des alten und neuen Gehirns

Als Menschen wurden wir mit einem Nervensystem inklusive einem Gehirn ausgestattet, das uns erlaubt, die wunderschönsten wie auch extrem schmerzhafte Emotionen zu empfinden. Dieses Nervensystem hat sich über viele Millionen Jahre in einem evolutionären Prozess entwickelt. Diese Prozesse laufen nach bekannten Gesetzmäßigkeiten ab. Eine davon besagt, dass in evolutionären Prozessen Neues stets aus dem Alten entsteht. Gilbert betont, dass diese Gesetzmäßigkeit hervorragend mit dem buddhistischen Denken, *dass alles aus bevorstehenden Bedingungen heraus entsteht*, zusammenpasst. Worin liegt nun die Bedeutung dieser Gesetzmäßigkeit für die CFT und für das Verständnis der Funktionsweisen unserer unterschiedlichen Gehirnanteile?

Weil die Evolution sich nie rückwärts bewegen kann, müssen ältere primitivere Baupläne adaptiert werden, während neue hinzukommen, integriert werden und mit den alten zusammen funktionieren müssen. In der Evolution gibt es keine Möglichkeit, in die Zukunft zu schauen, Risiken oder Nachteile von Adaptationen und Erweiterungen zu erkennen und rechtzeitig Baupläne entsprechend abzuändern. Dass nicht sämtliche evolutionären Errungenschaften für eine Art nur von Vorteil sind, drückt sich etwa in der Annahme aus, dass 99 % aller Arten von Lebewesen, die je existiert haben, inzwischen ausgestorben sein sollen (Gilbert 2013).

Eine Konsequenz evolutionärer Gesetzmäßigkeiten ist, dass Entwicklungen in der Evolution Kompromisse eingehen müssen. Beispielsweise führte beim Menschen das Aufrichten auf zwei Beine zwar eindeutig zu mehr Sicherheit durch eine bessere Übersicht und zu zahlreichen neuen Möglichkeiten beim Einsatz der freien Hände. Als Kompromiss für diese Vorteile muss der Mensch jedoch unter anderem schmerzhafte Bandscheibenvorfälle und einen um das Vielfache schwereren, schmerzhafteren und vergleichsweise äußerst gefährlichen Geburtsvorgang in Kauf nehmen. Interessierte finden unter anderem auf YouTube eindrückliche Animationen unter *upright posture and childbirth*.

Auch die Evolution des menschlichen Gehirns musste Kompromisse eingehen. Vorteile der neueren Gehirnfunktionen wie analytische, selbstreflektierende, planerische Fertigkeiten und die einzigartige Vorstellungskraft des Menschen, um an dieser Stelle nur einige wenige exemplarisch zu nennen, müssen mit den älteren Funktionen korrekt zusammenarbeiten. Das macht die Nutzung des Gehirns komplizierter und für Fehler anfällig. Weiter kann analytisches Denken beispielsweise konkretes Verhalten blockieren. Selbstreflexion kann mit Selbstablehnung einhergehen und die Fertigkeit, zu planen kann Ausdruck in zwanghaftem Verhalten finden. Die menschliche Vorstellungskraft kann die kraftvollsten, integersten und einflussreichsten Persönlichkeiten formen, die so Wertvolles wie Frieden zwischen Völkern vermitteln können. Genauso kann sie aber gepaart mit der Bereitschaft zu gewaltsamem Verhalten auch zu den verwerflichsten rassistischen Albträumen führen. Für Gilbert wie auch die buddhistische Geistesschulung ist die Stärkung des Mitgefühls jedes Einzelnen ein wichtiger Schutz in Anbetracht dieser beobachtbaren Anfälligkeit unserer Gehirnfunktionen.

In der CFT ist es ein Anliegen, die Schwierigkeiten bei neurobiologischen Abläufen zu verstehen und Klienten verständlich zu machen. Dafür ist es hilfreich, sich eine grobe und einfache Übersicht über die anatomischen Verhältnisse des Gehirns zu verschaffen. Um eine bessere Vorstellung vom menschlichen Gehirn mit seinen älteren und neueren anatomischen Strukturen zu bekommen, haben Hirnforscher sowohl einfachere als auch kompliziertere Modelle hervorgebracht. Als ein sehr anschauliches und auch für den psychotherapeutischen Rahmen geeignetes Modell sei hier das *Handmodell des Gehirns* des amerikanischen Psychiaters Daniel J. Siegel (2010) vorgestellt. Hinweise zu Siegels Bücher finden sich unter den Literaturempfehlungen.

Das Handmodell des Gehirns

Mit dem „Handmodell des Gehirns" entwickelte Siegel eine einfache, anschauliche und nützliche Methode, unser Gehirn zu betrachten. Es hilft, einen groben Überblick zu schaffen über die Hirnbereiche des Hirnstammes, des limbischen Systems, des Cortex und des präfrontalen Cortex. Diese Kenntnisse sollen helfen, ein besseres Verständnis für die komplizierte Funktionsweise unseres Gehirns zu bilden. Wenn wir den ursprünglichen und natürlichen Zweck gewisser neurologischer Prozesse besser verstehen, ist es einfacher, auch gewisse Verhaltensreaktionen daraus anzunehmen und uns nicht mehr für diese verurteilen oder schämen zu müssen. Gleichsam streben sowohl die CFT wie auch Siegel an, Klienten die Handhabung ihres Gehirns durch die Vermittlung gewisser Kenntnisse von dessen Funktionsweise zu erleichtern. Im kommenden Abschnitt finden Sie eine Anleitung zum Handmodell. Sie werden erstaunt sein über die Einfachheit und Genialität dieses Modells.

Wenn Sie Ihren Daumen quer in die Handfläche in Richtung kleinem Finger legen und die restlichen Finger darüber gekrümmt über ihn legen, erhalten Sie ein handliches Hirnmodell. Ihr Gesicht befindet sich in diesem Modell vorne bei den Fingerknöcheln, während Ihr Hinterkopf beim Handrücken liegt. Unterhalb des Handgelenkes am Unterarm liegt das Rückenmark, auf dem das Gehirn sitzt. Oberhalb des Handgelenkes in der Handfläche befindet sich der Hirnstamm. Der Daumen kommt dort zu liegen, wo sich das limbische System befindet (um ein realitätsnäheres symmetrisches Modell zu bekommen, bräuchten wir eigentlich zwei Daumen). Indem Sie Ihre Finger über den Daumen beugen, kommen schließlich Cortex und Präfrontaler Cortex an ihren richtigen Platz zu liegen.

Der Hirnstamm, manchmal „Reptiliengehirn“ genannt, kontrolliert das Energieniveau des Körpers durch die Regulierung von Atmung und Herzfrequenz. Er ist somit wesentlich am Sichern unseres Überlebens beteiligt. Er bestimmt unsere Erregungszustände in Bezug auf Hunger, Sättigung und sexuelle Befriedigung und regelt auch unseren Schlaf. Von hier aus werden rasche Energiemobilisationen ermöglicht, beispielsweise in Gefahrensituationen. Zusammen mit Prozessen des limbischen und kortikalen Bereiches, die direkt über ihm gelegen sind, wird von hier ausgehend entschieden, ob wir im Angesicht von Gefahr kämpfen, fliehen, erstarren oder bewusstlos zusammenbrechen (Siegel 2010).

Das *limbische System* entwickelte sich vor ca. 200 Millionen Jahren bei kleineren Säugetieren und wird auch als „altes Säugergehirn“ bezeichnet. Als wichtige Bestandteile gehören der Hypothalamus mit der Epiphyse, die Amygdala und der Hippocampus zu ihm.

Im limbischen System wird anhand von Emotionen beurteilt, was uns gefällt und auf was wir uns spontan zubewegen oder was uns unangenehm ist und wovon wir uns instinktiv abwenden. Von hier aus knüpfen wir auch unsere Beziehungen und verbinden uns gefühlsmäßig miteinander (Siegel 2010).

Der *Hypothalamus* bildet mit der Epiphyse eine wichtige hormonale Steuerzentrale. Er beeinflusst neben anderen Hormonregelkreisen auch beispielsweise die Schilddrüsenhormone, Sexualhormone und die Cortisolproduktion. Der Thalamus ist beteiligt, wenn bei gegebenen Umständen der gesamte Stoffwechsel auf höchste Alarmstufe gestellt wird und die dazu notwendige Energie blitzschnell mobilisiert wird. Bei Klienten mit traumatischen Erfahrungen oder chronischem Stress kommen in der Regulierung dieser Hormonpegel Störungen vor. Beispielsweise kann dann in eigentlich harmlosen stressfreien Situationen durch Reize oder sogenannte Trigger ein Alarm ausgelöst und der Cortisolpegel hochgeschossen werden (Siegel 2010).

Der *Amygdala* wird die wichtige Funktion der Angstregulierung zugeschrieben. Sie kann einerseits blitzschnelle Überlebensreaktionen auslösen, ist aber auch bei langsamer ablaufenden Angstreaktionen beteiligt (Siegel 2010).

Der *Hippocampus* integriert neuronale Feuerungsmuster und verwandelt die jeden Moment gemachten Erfahrungen in Erinnerungen (Siegel 2010). Körperwahrnehmung, Impulse und Gefühle werden mit Gedanken, Interpretationen und Beurteilungen, also kortikalen Funktionen verknüpft, geordnet und gespeichert. Interessant ist das Zusammenspiel der Amygdala mit dem Hippocampus als Lieferant von Erinnerungsdaten potenziell gefährlicher Situationen. Ein stetiges Vergleichen gegenwärtiger

Erfahrungen mit vergangenen aus der Datenbank der Erinnerungen bildet die Basis der Gefahrenerkennung der Amygdala (Siegel 2010).

Der *Cortex*, die Hirnrinde oder das „neue Säugergehirn“ vergrößerte sich bei den Primaten und besonders beim Menschen so stark, dass man bei ihnen auch vom *Neocortex* spricht. Seine verschiedenen gefalteten Bereiche wurden von den Hirnforschern in verschiedene Lappen eingeteilt. Im Handmodell entspräche der Teil, der von den Fingerknöcheln den Handrücken abwärts verläuft in Richtung Handgelenk, dem *Okzipital-* bzw. *Hinterhauptlappen*, *Parietal-* bzw. *Scheitellappen* und dem *Temporal-* bzw. *Schläfenlappen*. Dieser hintere Teil des Neocortex ermöglicht unter anderem durch das Erzeugen einer Abbildung des Körpers als Körperlandkarte, Körperwahrnehmung zuzuordnen sowie Standort, Bewegungen und Geschwindigkeit zu verfolgen.

Der Frontallappen oder die Vorderseite des Gehirns verliefe im Handmodell von den Fingerknöcheln (Fingergrundgelenksknöchel) zu den Fingermittelgelenken herunter. Dieser Bereich ermöglicht unter anderem die Interaktion mit der Umwelt und die Vorausplanung von motorischen Bewegungen.

Wenn Sie im Handmodell von den Fingermittelgelenken weiter bis zu den Fingerspitzen fahren, umschreiben Sie die Region Ihres *Präfrontalen Cortex (PFC)*. Er liegt direkt hinter der Stirn und hat nur beim Menschen eine derart vergleichsweise enorme Größe entwickelt. Er befähigt uns, Vorstellungen von Begriffen, Raum, Zeit und von uns selbst sowie von anderen zu machen. Er ist wesentlich beteiligt am Erschaffen eines Selbstgefühls und am moralischen Urteilen. Die beiden äußeren Fingerspitzen stellen den seitlichen Präfrontalen Cortex dar, der für die Bildung einer bewussten Aufmerksamkeit bedeutsam ist. Die mittleren Fingerspitzen bilden den mittleren Präfrontalen Cortex, wo auch der in Kapitel 2.2.1 bereits erwähnte Anteriorer Cinguläre Cortex (ACC) liegt und als Zentrale eine wichtige regulierende Funktion hat. Von hier aus werden unter anderem Verhaltensweisen wie das Innehalten vor einer Handlung gesteuert, aber auch Einsicht und Mitgefühl hervorgebracht. Der mittlere Präfrontale Cortex ist demnach ein wichtiges Werkzeug für unsere sozialen Beziehungen (Siegel 2010).

Sehr eindrücklich zeigt das Handmodell des Gehirns die zentrale anatomische Lage dieses mittleren Anteils des Präfrontalen Cortexes auf. Wenn Sie die Finger noch einmal über den Daumen legen, erkennen Sie diese auf einfache Weise. Er berührt nach unten mit den Fingerspitzen den Hirnstamm in der Handfläche, während er gleichzeitig mit dem limbischen System, dem Daumen in direkter Verbindung steht. Er hat die wichtige integrierende Funktion, die Aufgaben der verschiedenen Gehirnareale mit einander zu verbinden. Für jene Leser, denen das Handmodell des Gehirns allzu vereinfachend erscheint, soll Richard Davidson erwähnt werden. Die Angaben zu seinem Werk finden sich ebenfalls unter den Literaturempfehlungen.

Überlebenssicherung durch das alte Gehirn

Die Aufgaben der älteren Gehirnstrukturen, des Hirnstamms und des limbischen Systems bestehen neben dem Aufrechterhalten der überlebenswichtigen Funktionen der Atmung und des Herzkreislaufs im Umgang mit Gefahren (Überleben) einerseits und im Ergreifen von Gelegenheiten (Nahrung, Vermehrung) andererseits. Dabei geht es letztendlich darum, unseren Fortbestand und den unserer Nachkommen zu sichern. Emotionen steuern dieses tief in der menschlichen Natur verankerte Motiv und lassen unser Verhalten in diesem Überlebenskampf noch kraftvoller und

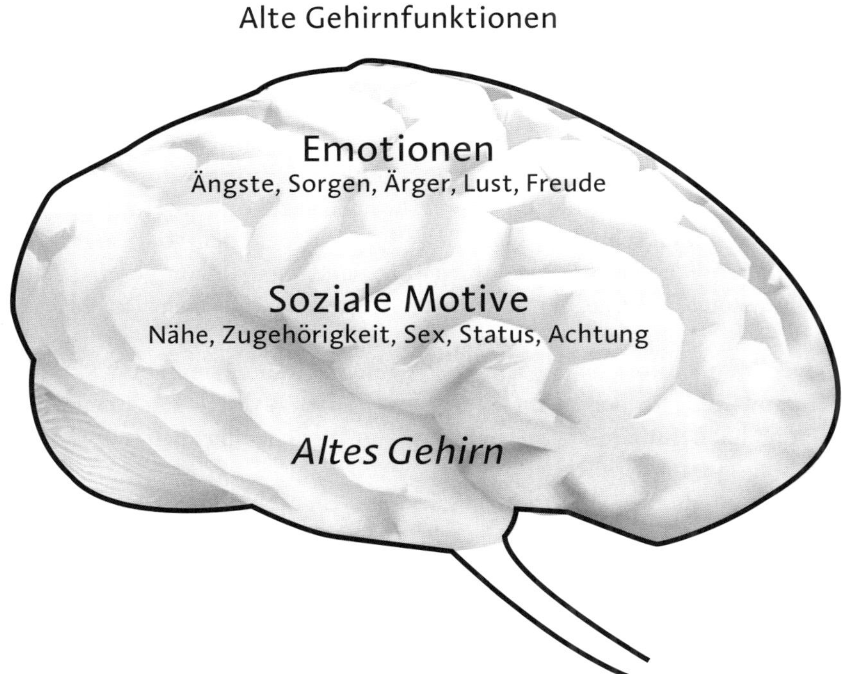

Abb. 1: Die Funktionen des alten Gehirns (Gilbert 2013)

strikter werden. Angst, Furcht, Ärger bei Bedrohung wie auch Lust und Freude bei Gelegenheiten der Nahrungsaufnahme und Fortpflanzung sind innere Signale, die zu lebenserhaltendem Verhalten anspornen sollen. Kennzeichnend für diese instinktgetriebenen Prozesse aus den älteren Gehirnstrukturen ist die hohe Geschwindigkeit, mit welcher diese bei Bedarf ablaufen können.

Soziale Kompetenzen durch den Neocortex

Je höher die Entwicklung einer Art, desto komplexer sind die Baupläne für deren gesamten Körper und Ausreifung zum adulten Lebewesen. Reptilien halten sich, um das Überleben von Nachkommen zu sichern, an die Devise, eine möglichst hohe Anzahl von Nachkommen zu produzieren. Bei ihnen funktioniert das, weil sie im Vergleich zu Säugetieren bereits relativ ausgereift auf die Welt kommen. Durch ihre hohe Selbständigkeit bedürfen sie nach der Geburt oder nach dem Schlüpfen nicht der gleichen intensiven Fürsorge und Pflege wie Säugetiere, gehen als Eltern keine vergleichbaren Bindungen mit ihren Jungtieren ein und brauchen sich somit auch nicht emotional ähnlich ausdrücken zu können (Porges 2010). Ein großer Teil der Entwicklung vom Säugetierbaby zum adulten Individuum dagegen muss aus Platzgründen nach der Geburt geschehen.

Nachkommen von Säugetieren sind durch ihre unausgereifte Form auch nach der Geburt noch auf besonderen Schutz und Fürsorge durch die Muttertiere angewiesen. Einfach möglichst viele Nachkommen zu produzieren, kann keinen sehr sinnvollen Beitrag zum Überleben von Säugetieren darstellen. Vielmehr mussten sie dafür die Fähigkeit zur gegenseitigen Bindung und Fürsorge, beim Menschen sogar über einen sehr langen Zeitraum, entwickeln (Liebermann 2013).

Der Mensch kommt von allen Lebewesen am unreifsten zur Welt (Liebermann 2013). Er bedarf am längsten der Fürsorge durch eine Bezugsperson und hat dafür ein sehr spezialisiertes und gleichzeitig auch sehr fragiles Bindungssystem hervorgebracht.

Die menschliche Möglichkeit, Fürsorge, Empathie und Mitgefühl zudem unbeschränkt auf alle Wesen, auch ganz fremde, richten und sich dabei stetig reflektieren und verbessern zu können, erforderte die Entwicklung neuer Bausteine und des Wachstums des Cortex sowie des Präfrontalen Cortex.

Die Fähigkeit zur Entwicklung einer Sprache, des Vorstellungs- und Fantasievermögens, der Bewusstheit unserer Existenz und der Möglichkeit der Selbstwahrnehmung bis hin zur bewussten Wahrnehmung von Wahr-

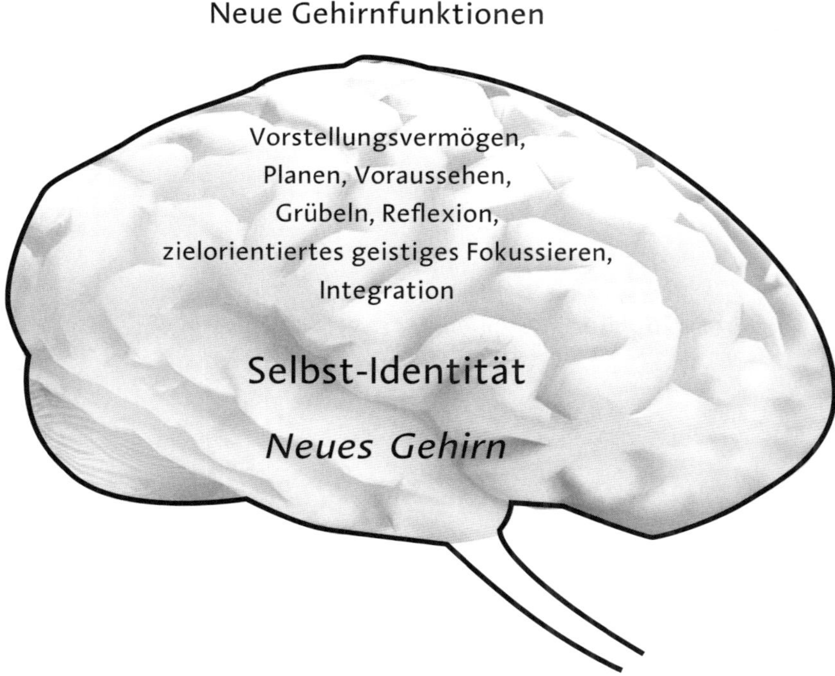

Abb. 2: Die Kompetenzen und Fähigkeiten des neuen Gehirns (Gilbert 2013)

nehmungen, verleiht unserem Bindungsverhalten und unserer sozialen Verbundenheit ganz neue Möglichkeiten und Qualitäten. Auch Abstrahieren, Planen, Antizipieren und Integrieren, dem Menschen vorbehaltene Fähigkeiten können als soziale Werkzeuge betrachtet werden.

Das Zusammenspiel des alten und neuen Gehirns

Die neuen Fähigkeiten durch die Entwicklung des Neocortexes brachten dem Menschen offensichtliche große Vorteile. Es mag manchmal scheinen, dass er diese bis heute noch gar nicht alle umfassend für sich zu nutzen gelernt hat. Bei Bedenken des in evolutionären Zeitdimensionen gemessen noch äußerst jungen Alters des Homo sapiens von gegenwärtig angenommenen rund zweihunderttausend Jahren wird es gut nachvollziehbar, dass die Handhabung dieser neuen Errungenschaften oft noch schwierig ist (Webseite dazu: www.evolution-mensch.de, 16.4.2015).

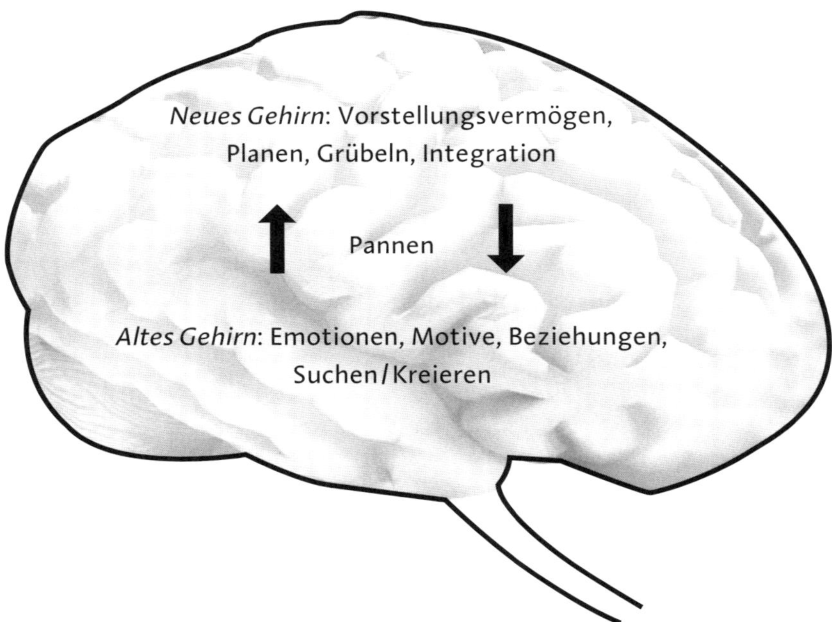

Abb. 3: Komplexe Interaktionen zwischen den alten und neuen Gehirnfunktionen (Gilbert 2013)

Die CFT arbeitet mit einigen der erwähnten neuen Fertigkeiten wie beispielsweise der Fähigkeit zur Selbstbeobachtung und der Vorstellungskraft. Sie spielen bei der Entwicklung eines mitfühlenden Selbst eine zentrale Rolle. Die CFT betrachtet und untersucht die im Folgenden beschriebenen Fehler beim Zusammenwirken neuerer und älterer neurobiologischer Prozesse. Es ist Teil des Konzeptes der CFT, diese Kenntnisse in psychoedukativer Absicht Klienten weiter zu vermitteln.

Die hohe Vulnerabilität während der entwicklungspsychologischen Reifung durch die Abhängigkeit von einer sicheren Bindung zu einer Bezugsperson wurde durch Bowlby (Bowlby 1969) bereits in den 1950er Jahren in seiner Bindungstheorie dargestellt. Die negativen Auswirkungen auf soziale Kompetenzen und die psychische Gesundheit im Allgemeinen durch ein Milieu, in dem wenig Mitgefühl und Altruismus vorgelebt und erfahren werden, wurden von Bifulco et al. aufgezeigt (2002).

Neuere neurobiologische Erkenntnisse zeigten auf, welche Strukturen und Funktionen betroffen werden können, wenn die Bindung mit den Bezugspersonen nicht die notwendige soziale Sicherheit vermitteln konnten

(Gilbert 2009; Porges 2003). Ohne soziale Sicherheit entscheidet sich die menschliche Neurobiologie für Reaktionen und Verhalten, die durch die älteren Gehirnfunktionen gesteuert werden. Wie wir gesehen haben sind diese für die Herstellung unserer Sicherheit und unser Überleben zuständig. Die notwendigen neurologischen Verbindungen zu jenen Zentren, die weniger angstgetriebene und mehr bewusste Reaktionen hervorbringen können, konnten unter den oben beschriebenen Verhältnissen nicht ausgebildet werden. Für solche Menschen kann es schwierig sein, die notwendige Ruhe und Sicherheit zu haben, um sich ihre Reaktionen, ihr Verhalten und ihre Absichten bewusst werden zu lassen.

Jene Leser, die an differenzierteren neurobiologischen Erläuterungen über die menschliche Entwicklung sozialer Kompetenzen interessiert sind, finden weitere Angaben unter den Literaturempfehlungen.

Die in Kapitel 2.2.1 beschriebene „Pralinengeschichte“ soll veranschaulichen, wie schwierig diese Zusammenarbeit verschiedener Gehirnstrukturen für uns sein kann. Manchmal führen gegensätzliche Impulse aus den beiden Gehirnanteilen zu regelrechten „Pannen“. Sozial differenzierte Fertigkeiten des neuen Gehirns können dabei ausgeschaltet oder lahmgelegt werden. Sie können unter die Steuerung von älteren Gehirnfunktionen geraten, deren Prozesse oftmals instinktiver und schneller ablaufen. Das passiert, wenn wir bei unangenehmen Gefühlen nicht selbstverständlich in der Lage sind, mit Hilfe von Vernunft, Einsicht und Aufmerksamkeit wieder ein Gleichgewicht zu finden. Alte Gehirnfunktionen können beispielsweise über eine Aktivierung des Bedrohungsmodus die Federführung übernehmen. Ängste oder Ärger dominieren dann über mögliche reflektierte Antworten und münden möglicherweise in unbedachtes Verhalten, woraus weitere Schwierigkeiten entstehen können. Es ist möglich, in beinahe endlos scheinenden bedrückenden Gedankenkreisen gefangen zu bleiben. Wie *Gefühle Gedanken stimulieren* und dann diese *Gedanken Gefühle stimulieren,* die wiederum *Gedanken stimulieren,* kann uns bis tief in die Nacht verfolgen, aufwühlen und wichtiger Energie berauben.

Mit diesen Konsequenzen oder Nebenwirkungen als Preis für unsere menschliche Intelligenz gilt es zu lernen, verantwortlich damit umzugehen. Sonst drohen wir, uns in belastendem inneren Chaos zu verlieren und in arge Lebensschwierigkeiten zu manövrieren oder psychisch zu erkranken.

Soziale Verbundenheit und Mitgefühl aus evolutionstheoretischer Sicht

Darwin erwähnte bereits 1871, dass wenn der Mensch in der Kultur fortschreite und kleinere Stämme zu größeren Gemeinschaften vereinigt würden, das einfachste Nachdenken dem Einzelnen sagen werde, wie wichtig es sei, dass er seine sozialen Instinkte und Sympathien auf alle Mitglieder der Nation ausdehne, selbst wenn er diese persönlich nicht einmal kenne. Von da aus bestünde nur noch ein ganz kleiner Schritt, um seine Sympathie auf alle Menschen aller Nationen und Rassen auszudehnen. Selbst wenn Humanität über die Grenzen der Menschheit hinaus, zum Beispiel gegenüber Tieren, eine der spätesten moralischen Erwerbungen sein möge, betrachtet Darwin es als eine der edelsten menschlichen Tugenden, unsere Sympathie immer zarter und weiter auszudehnen bis sie sich schließlich auf sämtliche fühlende Wesen erstreckt (Dalai Lama & Ekman 2008).

Diese Ausführung von Darwin mag in verschiedener Hinsicht überraschen. Wer Darwin bisher nur mit dem Slogan *Survival of the fittest* in Verbindung brachte, mag sich wundern, was Sympathie denn mit Stärke zu tun haben soll. Man muss wissen, dass als der *Fitteste* von Evolutionswissenschaftlern keineswegs zwangsläufig der körperlich Stärkste betrachtet wird, sondern der *am besten Angepasste* an die jeweiligen Umstände.

Wenn das Grundinteresse jedes Lebewesens in der Reproduktion der eigenen Gene liegen soll, worin bestehen dann die Aufgaben und Vorteile von mitfühlendem und altruistischem Verhalten beim Anpassen an diese jeweiligen Umstände?

Sozialbiologen beobachten bei höheren Lebewesen wie Primaten Zusammenhänge zwischen dem Platz in einer Rangordnung und ihrem Reproduktionserfolg. Um in einer Rangordnung nach oben zu gelangen, werden neben rein eigennützigen durchaus auch soziale Strategien entwickelt (Liebermann 2013). Der Mensch setzt hierfür längst nicht mehr bloß auf rohe körperliche Kraft, sondern greift auf taktisches Verhalten, nicht selten taktische Täuschungen (Machiavellische Intelligenz) und auch auf soziale Intelligenz zurück. Soziale Intuition und Kontextsensibilität können auf die Beliebtheit in einer kleineren und auch größeren Gruppe wesentlich Einfluss nehmen und indirekt dadurch auch auf die Fortpflanzungsmöglichkeiten einer Person.

Die Lebensumstände des Menschen bieten ihm neben Fortpflanzungsmöglichkeiten noch zahlreiche weitere Vorteile, wenn er sozial gut vernetzt ist. In den meisten Regionen auf unserem Globus sind die Lebensumstände so harsch, dass diese offensichtlich sind. In den reichen Ländern des Westens lässt sich dagegen ein Anstieg sozialer Isolation und sozialer Phobien beobachten, auf die Fachleute aus dem Gesundheitsbereich bereits seit Jahren mit Sorge hinweisen (Gilbert 2011; Dawson & Tylee 2001; WHO Europa 2014). Die WHO postuliert, dass bei fortbestehendem Trend Depressionen und Angsterkrankungen zu den zweithäufigsten Krankheiten auf der Welt insgesamt zählen könnten (Gilbert 2011; Dawson & Tylee 2001; WHO International 2012; WHO Europa 2014). Der Mensch scheint sich ohne soziales Eingebundensein nicht nur schlechter fortpflanzen zu können, sondern auch seine Gesundheit bedeutend zu gefährden. Diese Überlegungen werden noch brisanter angesichts der Erkenntnis, dass sozialer Schmerz und Freude durch ähnliche neurologische Nervenbahnen entstehen und geleitet werden wie körperlicher Schmerz und Freude. Das körperliche Wohlbefinden ist direkt mit dem sozialen verknüpft (Liebermann 2013).

Zum Glück hat die Evolution sehr wirksame Werkzeuge hervorgebracht, mit denen der Mensch seine sozialen Bedürfnisse stillen kann. Wir verfügen über einen sehr kräftigen motivationalen Antrieb, unsere positiven sozialen wie auch körperlichen Erfahrungen zu maximieren und die negativen zu minimieren.

Primaten verfügen durch Spiegelneurone zu einem gewissen Grad über Mindreading-Fähigkeiten. Das heißt, sie können Ziele, Absichten, Emotionen und Überzeugungen anderer Artgenossen lesen. Die Gabe des Mindreading spielt in ihren sozialen Beziehungen eine wichtige Rolle. Affen können sich dank der Spiegelneurone in andere Artgenossen einfühlen. Die Koordination vieler Aktivitäten in verschiedenen sozialen Situationen wird durch Spiegelneurone abgestimmt. Beispielsweise lässt sich über diese erkennen, wenn ein Artgenosse in verzweifelter Lage Hilfe bedarf (Liebermann 2013).

Beim Menschen spielt als soziales Werkzeug insbesondere das soziale Vorstellungsvermögen eine wichtige Rolle. Diese „soziale Linse“, durch die wir als Menschen die Welt vom Moment der Geburt an erblicken, wird durch das Mentalisierungssystem prozessiert (Liebermann 2013). Die Steuerungszentrale von Mentalisierungsfunktionen befindet sich vorwiegend im mittleren präfrontalen Cortex. Dieser speziell beim Menschen prominente Gehirnteil ermöglicht nur ihm, beispielsweise auch symbolische soziale Verbindungen herzustellen. Solche stehen hinter dem Zusammengehörigkeitsgefühl und der sozialen Identifikation beispielsweise mit einem Fußballteam oder einer politischen Partei. Soziale Institutionen wie Regierungen, Ausbildungsstätten oder Industriebetriebe basieren auf dieser Fähigkeit. Mentalisierung erlaubt uns, durch Hineinversetzen in die Erfahrung von anderen auch tiefe Emotionen durch fiktive Geschichten wie in Romanen oder Filmen zu erleben.

Schließlich steht dem Menschen auch die Fähigkeit zur Verfügung, über sich selbst, andere und seine Beziehungen nachzudenken. Das ermöglicht ihm zu Gunsten von tieferen Werten eine langfristige Abwägung des Verhaltens. Mit der Möglichkeit, impulsive Wünsche und Triebe nicht unmittelbar ausagieren zu müssen, besitzt der Mensch die Gabe, sein Verhalten immer wieder neu frei zu wählen und zu bestimmen. Diese Möglichkeit der Selbstüberprüfung dient nicht bloß dem Einzelnen beim Aufbauen starker tragfähiger sozialer Beziehungen. Sie kommt auch der ganzen Gesellschaft zu Gute, weil jeder Einzelne ein Interesse daran hat und dazu beiträgt, wohlwollend von seinem Umfeld beurteilt zu werden.

In einer Form von Psychotherapie wie der CFT, die sozialen Kompetenzen viel Bedeutung für psychische Gesundheit beimisst, interessiert es, Veränderungen der emotionellen Reaktionen von Klienten in sozialen Situationen zu untersuchen. Bisher werden Rückschlüsse vorwiegend aufgrund direkter Beobachtung der Therapiebeziehung und des Therapieprozesses gezogen. Im klinischen Setting werden gegebenenfalls ergänzend Fragebögen verwendet. In der Forschung kommen zusätzlich neurologische, radiologische und nuklearmedizinische Untersuchungen zum Einsatz wie die Messung der Hirnaktivität durch das Elektroencephalogramm (EEG), die kostspieligere funktionelle Magnetresonanztomografie (fMRT) und die Positronen-Emissions-Tomografie (PET). Für technisch interessierte Therapeuten oder solche, die Science Fiction mögen, mag ein kurzer Ausblick spannend und unterhaltsam sein über die Untersuchungsmöglichkeiten der nächsten Generation, die vielleicht schon bald zum Ausstattungsstandard einer CFT-Praxis zählen könnten.

Mit der fNIRS (functional near infrared spectroscopy) ist eine neue technische Entwicklung im Anmarsch, die künftig ermöglichen soll, emotionelle Erfahrungen in unmittelbaren realen sozialen Interaktionen zu messen. Von einem einfachen Band um den Kopf aus wird Licht durch den Schädel gestrahlt, das vom Gehirngewebe so gestreut wird, dass gemessen werden kann, wann ein Hirnbereich aktiv ist und wann nicht. Diese Technik befreit von Untersuchungen in der Magnetresonanz-Röhre mit ihren Limitationen. Sie kann von zwei interagierenden Probanden gleichzeitig getragen werden. Da sie sehr kostengünstig ist, könnte sie sehr gut künftig auch im klinischen Alltag Verwendung finden (Liebermann 2013).

Zumindest im Sinne eines ausgleichenden gegenseitigen Interesses kümmern wir uns lieber und mit mehr Fürsorge um ein feinfühliges und empathisches anderes Wesen, als um ein egozentrisches, im Kontakt schwer erreichbares oder sich sogar asozial verhaltendes.

Andersherum entscheiden wir uns selbst für mitfühlendes Verhalten, mitunter weil wir wissen, dass so die Wahrscheinlichkeit am größten ist, dass auch auf uns wiederum Rücksicht genommen wird. Der Wunsch, von anderen Wesen geliebt zu werden, ist beim Menschen stark verwurzelt. Er ist Ausdruck seiner sozialen Natur. Der Wunsch dazuzugehören motiviert den Einzelnen, sich in eine Gruppe einzufügen, sich anpassen zu lernen und gegebenenfalls durch altruistisches Verhalten das Wohlergehen des Anderen ins Zentrum des eigenen Interesses zu rücken.

Sozialer Ausschluss und Schmähung können potentiell unsere tiefsten Ängste mobilisieren und traumatisierend wirken. Sozial phobische Klienten illustrieren dies deutlich mit ihrer Furcht vor sozialer Verurteilung, beispielsweise angesichts eines bevorstehenden Vortrags. Einige Studien zeigten auf, dass solche sozialen Ängste als grundlegend stärker erfahren werden als Ängste vor dem Tod. Es ist eindrücklich zu beobachten, wie parallel mit dem Abnehmen sozialer Verbundenheit und dem Bevorzugen eines individualisierten Lebensstils in unserer Gesellschaft bei Klienten soziale Phobien vermehrt vorkommen.

Mitgefühl kann durch seinen wohlwollenden Blick auf die Welt und sich selbst eine sehr beruhigende Wirkung haben. Durch seine starke verbindende Qualität hat es eine wichtige Funktion bei der sozialen Einbettung des Einzelnen. Es ist ein bewährtes Mittel gegen Ängste davor, nicht geliebt oder abgelehnt zu werden.

Es leuchtet ein, dass ein Egoist aus Überzeugung nicht gerne auf alle diese Vorteile verzichten möchte und Interesse haben wird, sich in Mitgefühl zu üben. Indem er der Gruppe seine Anteilnahme schenkt, stärkt er gleichsam sich selbst und seine Position in ihr. Diese Überlegung nimmt den Faden mit dem rein evolutionären Denken wieder auf, das sich um die bestmögliche Anpassung an die Umstände dreht. Vielen ist unbekannt aber eindrücklich, dass bereits Darwin sich darüber Gedanken gemacht hatte, dass der mitfühlende Mensch der wohl am besten angepasste sein muss. In seiner Vorstellung von Mitgefühl beschränkt sich dieses nicht bloß auf die eigene Familie, sondern kann sich auf sämtliche Wesen beziehen. Diese Vorstellung teilt Darwin mit dem buddhistischen Verständnis von Mitgefühl.

In den wirtschaftlich am besten gestellten Ländern in der westlichen industrialisierten Welt hat es im Gegensatz zum Rest der Welt seit Kurzem den Anschein, dass es möglich wäre, vollkommen unabhängig von realen Kontakten und sozial total isoliert existieren zu können. Die Grundversorgung mit Essen, Kleidern und anderen notwendigen Alltagsgegenständen lässt sich bereits heute problemlos über das Internet kaufen und liefern. Soziale Kontakte, Partnerschaften inklusive sexueller Befriedigung können angenehm, da vordergründig risikoarm, auf fiktive Online-Erfahrungen verlagert werden.

Man bedenke für einen Augenblick die psychischen Auswirkungen von solch abschottendem und soziale Kontakte meidendem Verhalten: Soziale Beziehungen verlieren oberflächlich betrachtet immer mehr an Bedeutung. Einige kommen zum Schluss, dass diese unter dem Strich sowieso mehr Probleme als Vorteile bringen. Durch vermeidendes Verhalten gehen soziale Kompetenzen verloren und Ängste können sich ausbreiten (Forsyth & Eifert 2008). Soziale Ängste und depressive Erkrankungen, in der westlichen Industriewelt bereits jetzt die am meisten verbreiteten psychischen Erkrankungen, grassieren weiter und belasten unser Gesundheitswesen und unsere Wirtschaft auf eindrückliche Weise.

Das Bewusstsein, wie schwer unser Leben wäre ohne die zahlreichen realen Menschen, die uns beispielsweise durch ihre Tätigkeit in der Nahrungsmittelverarbeitung oder dem Straßenbau ermöglichen, dass wir unsere Grundversorgung in den Regalen von Einkaufszentren bequem abholen und abtransportieren können, kann hilfreich sein, um uns unsere soziale Abhängigkeit wieder in Erinnerung zu rufen. Dass wir durch großen Energieaufwand uns gegenseitig helfen, schafft uns als Population im Alltag immense Vorteile, von denen wiederum auch das einzelne Individuum profitiert.

3.1.2 Fazit

> „Unser Gehirn entwickelte sich zu einem großen Teil aus sozialen Interaktionen für soziale Interaktionen.“ *(Gilbert 2014a, 7)*

Das Handmodell des Gehirns von Daniel Siegel (2010) bietet einen vor allem auch für den therapeutischen Rahmen einfachen und nützlichen Überblick über die anatomischen Strukturen des Gehirns. An ihm lässt sich gut erkennen, wie die älteren Strukturen und die neueren anatomisch und funktional zusammenhängen. Anschaulich erkennt man, wie der beim Menschen sehr groß entwickelte Präfrontale Cortex eine zentrale Position im Gehirn einnimmt. Er steht sowohl mit dem Hirnstamm als auch dem limbischen System in Verbindung.

Das verhältnismäßig riesige Gehirn des Menschen führt dazu, dass er den größten Teil seiner Entwicklung erst nach der Geburt vollziehen kann. Er ist über viele Jahre von der Pflege und Fürsorge durch Bezugspersonen abhängig. Die Geburt und die Bindungsform zu den ersten Bezugspersonen prägen den Menschen maßgeblich und für sein ganzes Leben. Um Beziehungen über Jahre aufrechterhalten zu können, stattete die Natur den Menschen mit vielen starken sozialen Werkzeugen aus. Der verantwortungsvolle Umgang mit diesen Werkzeugen muss der Mensch in seiner Entwicklung erst erlernen und in sein alltägliches Verhalten integrieren. Spätestens seit nachgewiesen wurde, dass sozialer Schmerz über dieselben neurologischen Bahnen geleitet wird wie physischer Schmerz, sollten sämtliche Zweifel darüber ausgeräumt worden sein, dass erfahrene soziale Sicherheit für die psychische wie auch körperliche Gesundheit unentbehrlich ist.

Die hochentwickelte Funktionsweise des menschlichen Gehirns als Folge evolutionärer Errungenschaften bringt dem Menschen neben vielen Vorteilen auch Schwierigkeiten in seiner komplizierten Handhabung. Für die CFT typisch werden Missgeschicke im Umgang mit unserem tückischen Gehirn nie als Fehler des Menschen betrachtet. Vielmehr scheint es sich bei diesen um menschliche Vulnerabilitäten zu handeln, die wir verstehen sollten und denen am besten mit viel Mitgefühl begegnet wird. Die CFT betont demnach die Wichtigkeit, in psychoedukativer Weise ein Verständnis für das komplizierte Gehirn zu schaffen.

Nachfolgend sind die drei prominentesten Tücken der Gehirnfunktion des Menschen im Zusammenhang mit seiner psychischen Gesundheit und Resilienz zusammengefasst:

- Mit den neuen, im evolutionären Zeitrahmen noch sehr jungen Werkzeugen des menschlichen Gehirns wie beispielsweise der Fähigkeit, über sich selbst und andere nachdenken und fantasieren zu können, kann auch Schaden angerichtet werden. Kompetenzen im Umgang damit sind für die psychische und körperliche Gesundheit unentbehrlich. Die Vermittlung eines verantwortungsvollen Umganges mit diesen Fähigkeiten ist aber nicht selbstverständlich gegeben (Bowlby 1969; Bifulco et al. 2002).
- Die Zusammenarbeit von älteren und neueren Gehirnstrukturen funktioniert nicht immer reibungsfrei und kann Probleme verursachen. Ältere, mehr instinktgetriebene emotionale Prozesse können neuere, reflektiertere Prozesse ausschalten und in unerwünschtes Verhalten münden. Andersherum kann fruchtbares Verhalten auch durch destruktives Gedankenkreisen blockiert oder ausgeschalten werden (Gilbert 2009).
- Der Mensch ist über viele Jahre in seiner Entwicklung auf die Pflege und das Wohlwollen von Bezugspersonen angewiesen. Seine sozialen Kompetenzen werden durch diese mitgeprägt. Störungen in den Primär-

beziehungen können den Menschen ein Leben lang stark belasten und zu schweren psychischen Erkrankungen führen (Bowlby 1969; Bifulco et al. 2002).

3.2 Die drei Systeme der Emotionsregulierung

„Das Emotionsregulierungssystem, das in der westlichen Gesellschaft ungünstigerweise unterbewertet scheint, ist dasjenige, das uns ein Gefühl von Zufriedenheit und friedlichem Wohlergehen verschaffen kann." *(Gilbert 2013, 72)*

Um das komplexe emotionelle Erleben besser erfassen und beschreiben zu können, erwies sich das durch Gilbert für die CFT adaptierte Modell von Depue (Depue & Morrone-Strupinsky 2005) gerade auch für die therapeutische Arbeit als sehr praktikabel. In ihm werden Emotionen entsprechend ihrer Grundfunktionen drei verschiedenen Systemen zugeordnet: dem Alarm- und Selbstschutzsystem, dem Antriebs- und Anreizsystem und dem Beruhigungs- und Fürsorgesystem.

3.2.1 Das Alarm- und Selbstschutzsystem

Dieses System hilft, Gefahren und Bedrohungen sehr rasch zu erkennen und zu beantworten. Durch Funktionen der Amygdala und der Wirkung von Hormonen, in erster Linie Adrenalin und Cortisol, schaltet der Geist und Körper auf den Bedrohungsmodus um. Dieser lässt Aufmerksamkeit, Denken, Urteilen, Emotionen, Fantasien und den Körper vollständig auf die Bedrohung fokussieren. Sämtliche Aspekte des Geistes drehen sich nur noch darum, wieder Schutz und Sicherheit zu finden (Hanson & Mendius 2009).

Gefühle wie Angst, Ärger, Eifersucht und Ekel entstammen diesem System. Sie gehen einher mit typischem körperlichem Ausdruck wie zum Beispiel beschleunigter Herzfrequenz, erhöhtem Blutdruck, schneller flacher Atmung und Schwitzen. Das Verhalten kann aktiv sein und eine Kampf-, Flucht- oder Erstarrungsreaktion beinhalten. Es kann aber auch eine die unangenehme Situation und Emotion vermeidende Reaktion auftreten. Diese verleitet dazu, dass jemand zum Beispiel gewissen Orten oder Leuten am liebsten aus dem Weg geht. Auch bewusstloses Zusammenbrechen (vagovasale Synkope) in einer emotional sehr belastenden oder aufwühlenden Situation ist eine bekannte typische Reaktion des Selbstschutzsystems.

Dieses System wird auch dann aktiviert, wenn wichtige Personen in unserem Umfeld, die uns sehr lieb und nahe sind, oder unsere Gruppe bedroht werden.

3.2.2 Das Antriebs- und Anreizsystem

Dieses System ist entstanden, um uns zu motivieren, das zu beschaffen, was für das Überleben und die Fortpflanzung notwendig ist. Es schafft Anreiz und treibt zu zielstrebigem Verhalten an wie z. B. der Nahrungsmittelbeschaffung oder dem Finden eines Sexualpartners oder einer Arbeit (Gilbert 2013).

Zu den bekannten Gefühlen, die diesem System zugrunde liegen, gehören neben anderen Erregung, Verlangen, Genuss, Freude und Vitalität. Besonders die momentane und in der Regel nur kurzfristige Erfüllung und Sättigung bei Erreichen von Angestrebtem geht einher mit höchst angenehmen Erfolgsgefühlen. Diese sind vornehmlich gesteuert durch die Aktivierung des Neurotransmitters Dopamin und seine Wirkung in unserem Gehirn. Durch positive Verstärkung wird dieses System zusätzlich aktiviert. Die Aktivierung mündet in für das Antriebssystem charakteristische aktive und getriebene Verhaltensweisen, die sich mehr oder weniger um Leistung, Anerkennung und Konsum drehen. So liegen Wünsche und der Drang nach Erfolg, Status, Macht und Besitz ebenfalls diesem System zugrunde (Gilbert 2013).

3.2.3 Das Beruhigungs- und Fürsorgesystem

Das Beruhigungs- und Fürsorgesystem ist in wechselseitiger Weise auf soziale Verbundenheit ausgerichtet. Es wird einerseits durch das Gefühl der Verbundenheit aktiviert. Andererseits ist es beim Erzeugen von Verbundenheit beteiligt. Ursprünglich hatte dieses System den Zweck, uns zu den überlebenswichtigen, lange anhaltenden und fürsorglichen Beziehungen zu unseren Nachkommen zu befähigen. Von Geburt an scheint unser Gehirn über spezialisierte Systeme zu verfügen, um auf soziale Hinweise und Stimuli wie Berührung, Streicheln, Gehaltenwerden, Stimmklang und Gesichtsausdruck zu reagieren (Schore 1994; Trevarthen & Aitken 2001).

Auch uns als Erwachsenen vermittelt es ein Gefühl von Sicherheit und Schutz, wenn wir Fürsorge und freundschaftliche Verbundenheit durch

Mitmenschen erfahren. Beruhigt und entspannt können wir uns für die Welt und andere Menschen mehr öffnen und uns um sie kümmern. Auf diese Weise kommen durch dieses System wertvolle soziale Qualitäten zum Vorschein, die wiederum soziale Verbundenheit stärken. Die Aktivierung dieses Systems ist die Grundlage dafür, dass wir die nötige Sicherheit, Ruhe und Offenheit gegenüber der Welt haben, um uns durch sie berühren zu lassen. Auf diese Weise kann Verbundenheit wachsen und eine fürsorgliche wohlwollende Grundhaltung genährt werden (Depue & Morrone-Strupinsky 2005; Gilbert 1989; Porges 2003, 2007).

Das Beruhigungs- und Fürsorgesystem kann aktiviert werden, wenn keine Umstände vorliegen, die die beiden anderen Systeme hochfahren lassen. Wenn es also an nichts mangelt und nichts Bedrohliches in der Luft liegt. Dann können Gefühle der Zufriedenheit, Geborgenheit und Sicherheit aufkommen. Diese Gefühle bedeuten aber mehr als bloß die Abwesenheit von Gefahr oder Bedürfnissen. Es ist wichtig zu wissen und zu erfahren, dass dieses System für sich selbst aktiviert werden kann. Durch Aktivierung des Vagusnervs verlangsamen sich die Atmung und die Herzfrequenz und der Körper entspannt sich. Das Hormon Oxytocin und endogene Opioide spielen bei der Aktivierung dieses Systems eine Schlüsselrolle. Sie schaffen Beruhigung und ein Gefühl von sozialer Sicherheit und Wohlbefinden (Carter 1998; Wang 2005). Freundliche Güte, Mitgefühl, Sanftheit und auch mutige Offenherzigkeit sind kraftvolle Qualitäten dieses Systems, für die sich die CFT interessiert und ihre Bedeutung im Therapieprozess untersucht.

3.2.4 Grundkenntnisse der Funktionsweise der drei Systeme

Ein Grundverständnis der Funktionsweisen der drei Systeme der Emotionsregulierung als tief in der menschlichen Natur verankerte Überlebensfunktionen soll Klienten helfen, schwierige Emotionen weniger vermeiden zu wollen und sich weniger für sie zu verurteilen und zu schämen.

Bei der Steuerung der drei Systeme wird genauso auf Wahrnehmungen und Reize aus der Außenwelt reagiert wie auf interne Reize aus Körperwahrnehmungen, Gedanken, Erinnerungen, Wünschen und Vorstellungen. Aufgenommene Informationen werden weitergeleitet, ausgewertet und beantwortet. Interaktionen älterer und neuerer neurologischer Funktionen zusammen mit verschiedenen, den einzelnen Emotionsregulierungssystemen zuzuordnenden Neurotransmittern und Hormonen bewirken schließlich körperliche, kognitive und psychische Reaktionen. Gewöhnlich münden diese Prozesse in ein für das System charakteristisches Verhalten. Die Steuerung dieser drei Systeme führt immer wieder zu Herausforderungen, die, wenn nicht bewältigt, in schwere Lebenskrisen führen können (Gilbert 2013).

Das Verständnis der Emotionsregulierung aus der Perspektive der CFT wurde auch geprägt durch die Forschung von Stephen Porges. Der Begründer der *Polyvagal-Theorie* stieß beim Vergleichen von Selbstschutzreaktionen verschiedener Arten darauf, dass Säugetiere sich erst erlauben ihre Gefahrendetektoren einzuziehen, nachdem jede Situation, in der Regel unbewusst, auf Gefahren sondiert und für sicher befunden wurde (Porges 2011).

Abbildung 4 stellt die Kernaussagen der Polyvagal-Theorie dar. Porges' Entdeckung ist, dass bei Säugetieren das autonome Nervensystem aus mehr als den beiden Gegenspielern Sympathikus und Parasympathikus besteht. Er entdeckte, dass sich in der evolutionären Entwicklung des autonomen Nervensystems bei Säugetieren neben dem alten dorsalen Vagusast, der bereits bei Reptilien vorhanden ist, ein unser soziales Bindungsverhalten bestimmender ventraler Ast des Vagusnerves entwickelte. Die Aktivierung des alten *dorsalen Vagus* in Gegenwart lebensbedrohlicher Umstände kann zu Immobilisierung im Totstellreflex führen. Aktivierung des Sympathikus in Gegenwart von Gefahren dagegen führt zu Mobilisation und dem bekannten Kampf- oder Fluchtverhalten. Wenn die Lage als genügend sicher beurteilt wird, haben Säugetiere endlich die Möglichkeit, sich durch Aktivierung des *ventralen „smarten" Vagus* um ihre sozialen Beziehungen und Bedürfnisse zu kümmern. Porges erkannte, dass hinter dem *Social Engagement System (SES)* ein aktives Prinzip steckt, das neurophysiologisch durch Aktivierung des ventralen „smarten" Vagus Ausdruck findet. Wenn wir durch Beruhigung und das Gefühl von Sicherheit in die Lage kommen, fürsorgliche Bindungen einzugehen, steckt dahinter weit mehr als, wie lange Zeit angenommen, die bloße Abwesenheit der Aktivität vom Sympathikus bei Gefahr und entsprechenden Selbstschutzreaktionen. Die Aktivierung des ventralen „neuen" „smarten" Vagus aus Sicherheit heraus ermöglicht es uns, uns offen auf ein Gegenüber einzulassen und uns um andere zu kümmern. Gilberts Beruhigungs- und Fürsorgesystem steht in engem Zusammenhang und geht einher mit der Aktivierung des SES und des ventralen „smarten" Vagus.

Weitere Angaben über die Polyvagal-Theorie und Porges' Werk finden sich in den Literaturempfehlungen.

Damit Klienten sich sicher und ruhig fühlen können, ist es für Therapeuten wichtig, zu berücksichtigen, dass ihnen dafür zuerst gute Gründe angeboten werden müssen. Die Qualität der Verbundenheit in der Therapiebeziehung spielt beim Vermitteln von Akzeptanz und Sicherheit als

Polyvagal–Theorie:
Hierarchische Organisation des Autonomen Nervensystems

	Sicherheitslage	Autonome Anpassung
	1. Sicher	**Social Engagement System (SES)** - „Immobilisation" in Sicherheit (nur bei Säugetieren) - Bindungsaufbau, Soziales Engagement - Parasympathikus: ventraler, myelinisierter, „neuer", „smarter" Vagus
	2. Gefährlich	Mobilisation (**Flucht- und Kampfsystem**) - der lebensbedrohliche Zustand kann durch Flucht oder Kampf abgewendet werden - Sympathikus
	3. Lebensbedrohlich	Immobilisation (**Totstellreflex**) - älteste und primitivste Reaktion - Parasympathikus: dorsaler, nicht myelinisierter, „alter" Vagus

Abb. 4: Polyvagal-Theorie: Die Polyvagal-Theorie postuliert, dass Sympathikus und Parasympathikus des autonomen Nervensystems bei Säugetieren drei vegetative Zustände steuern und dass diese hierarchisch organisiert sind. In sicherer Umgebung wird das Social Engagement System (SES) durch den ventralen Ast des Vagusnervs, also parasympathisch, aktiviert. Dies entspricht einer Immobilisation in Sicherheit (1.). Bei Unsicherheit oder Gefahr kommt es sympathisch vermittelt zu einer Mobilisation (2.). Bei nicht mehr abwendbarer Gefahr schließlich erfolgt wiederum parasympathisch vermittelt die Immobilisation bei Gefahr (3.). (Zimmermann & Tanner 2015)

Basis für einen Entwicklungsprozess eine Schlüsselrolle. Die CFT stellt dem Therapeuten viele Übungen zur Verfügung, sein eigenes Mitgefühl zu stärken. Das erlaubt den Therapeuten, sich stärker für Klienten und deren Leiden zu öffnen, ohne selbst auszubrennen. In Kapitel 4 wird noch genauer auf die Rolle des Therapeuten in der CFT eingegangen.

Bevor wir die Tücken der einzelnen Systeme anhand klinischer Beispiele genauer erörtern, sei nachdrücklich betont, dass es für Klienten allein bereits sehr hilfreich sein kann, bewusst zu erkennen, welches System wann bei ihnen aktiviert ist. In der CFT lernen sie, ihre emotionellen Stimmungen und Reaktionen den entsprechenden Systemen zuzuordnen. Sie profitieren vom dadurch geschaffenen größeren Abstand und der schärferen Klarsicht auf ihr inneres Erleben. Im Verlauf einer Therapie bilden Klienten gute Kenntnisse darüber aus, wie die drei Regulierungssysteme bei ihnen persönlich arbeiten und wo Schwierigkeiten bei den Abläufen konditioniert wurden. Sie erkennen, wenn ein System bei ihnen besonders häufig oder stark aktiviert wird und wie daraus unerwünschte Verhaltensweisen entstehen können. Ein Grundverständnis der drei Systeme der Emotionsregulierung als angeborene Überlebensfunktionen kann Klienten helfen, schwierige Emotionen weniger zurückzustoßen, sie weniger als persönlichen Fehler zu betrachten und sich ruhiger und gelassener um sie zu kümmern.

Speziell sei darauf verwiesen, dass in der CFT deutlich unterschieden wird zwischen dem Erfahren von Sicherheit als einem Sicherheitsgefühl und dem Suchen von Sicherheit als einem Sicherheitsstreben. Während das Sicherheitsstreben mit Aktivität des Alarm- und Selbstschutzsystems einhergeht, wird das Erfahren von Sicherheitsgefühlen durch Aktivität des Beruhigungs- und Fürsorgesystems möglich.

3.2.5 Tücken der Emotionsregulierung entlarven

Fehlalarme und weitere Tücken des Alarm- und Selbstschutzsystems

> „Tatsächlich ordnet unser Gehirn dem Umgang mit Gefahren eine höhere Priorität zu als dem Umgang mit angenehmen Dingen.“ *(Baumeister et al. 2001, 336)*

Oder mit den Worten des Neuropsychologen Rick Hanson ausgedrückt: „Unser Gehirn haftet an negativen Erfahrungen wie Klett, und verhält sich zu positiven Erfahrungen wie Teflon.“ (Hanson & Mendius 2009, 41). Den meisten Menschen dürfte es nicht allzu schwer fallen, diese Aussagen aus dem eigenen Erfahrungsschatz heraus zu bestätigen. Studien belegen, dass, wenn wir zehn verschiedene Läden besuchten und in neun davon mit Freundlichkeit bedient wurden, uns nicht die neun freundlichen, sondern die eine unfreundliche Verkäuferin in Erinnerung bleiben (Gilbert, 2014b).

Im folgenden Abschnitt wird eine in Therapien häufig anzutreffende Störung mit dem Konzept des Alarm- und Selbstschutzsystems beschrieben. Exemplarisch soll aufgezeigt werden, wie einerseits äußere Trigger Ängste wecken. Auf der anderen Seite werden innere Trigger erkennbar, die ausgelöst werden durch harsche Selbstverurteilung, die zu weiteren noch tiefer reichenden Ängsten führt.

Klinisches Fallbeispiel 1: Angststörung – Ramon, 23 Jahre

Noch stärker als an den eigentlichen Angstgedanken und emotionellen sowie körperlichen Mitreaktionen leidet Ramon an seinen wiederkehrenden und verurteilenden Gedanken über sich selbst und den daraus folgenden Ängsten. Je länger desto mehr fürchtet er, dass seine ungerechtfertigten Ängste Ausdruck einer ernsthaften paranoiden wahnhaften Erkrankung sein könnten. Er beobachtet eine mehr oder weniger stets gleiche Abfolge von Ängsten und darauf folgender Selbstverurteilung, Zweifeln an seiner Person und aufkommenden Ängsten, „nicht mehr normal zu sein".

Es passiert Ramon zum Beispiel, wenn er im Zug unterwegs ist, durch einen etwas intensiveren Blickkontakt mit einem unbekannten Mitpassagier stark ins Grübeln zu verfallen. Er kann kaum mehr aufhören, sich damit zu beschäftigen, was diese Person genau beabsichtigen könnte. Dabei kommen auch sehr abstruse Gedanken und Unterstellungen auf. Oft kreisen sie darum, dass die Person ihn nicht mag, ihn verfolgen und ihm sogar etwas antun könnte. Aus Unsicherheit und Angst beobachtet er im weiteren Verlauf die fremde Person akribisch genau.

Daraufhin wird Ramon sehr verunsichert über seine Angstgedanken. Er erkennt und leidet besonders darunter, dass diese grundlos aufzukommen scheinen. Er kann weder auf real erlebte bedrohliche Erfahrungen mit Mitmenschen zurückgreifen noch jeweils Indizien finden, die seine Ängste erklären könnten. Das weckt bei ihm Selbstzweifel und er beginnt, sich seine Ängste sehr übel zu nehmen. Weit belastender als die ursprünglichen Ängste ist für ihn, wenn sein innerer Kritiker aktiviert wird und seine Gesundheit in Frage sowie Diagnosen zu stellen beginnt. Das weckt weitere Ängste bezüglich seiner psychischen Verfassung. In der Therapie schämt er sich und hat große Angst davor, bestätigt zu bekommen, dass er schwer krank sei. Entsprechend schwierig ist es für ihn, mitzuteilen, was ihn wirklich alles belastet.

In seiner mitgefühlsfokussierten Therapie lernt Ramon, seine Ängste als Ausdruck des Bedrohungs- und Selbstschutzsystems zu erkennen. Er wird vertraut mit dessen physiologischer Aufgabe. Die Überlegung, dass die Aktivierung des Beruhigungs- und Fürsorgesystems einen Grund braucht, leuchtet ihm ein und er wird sie im Alltag weiter überprüfen. Einen bewussten und selbstbestimmteren Bezug zu seinem inneren Kritiker zu schaffen, nimmt in der Therapie viel Raum ein. Dazu wird sein mitfühlendes Selbst gefestigt. Er lernt, seine Ängste nicht mehr als Fehler oder Krankheit zu betrachten, die er am liebsten mit allen Mitteln loswerden möchte. Mit dem mitfühlenden Selbst kann er anfangen, mutig und mit Verständnis für sich selbst und seine Not sich seinen Ängsten gegenüber zu öffnen. Anstatt sich von ihnen abzuwenden, beginnt er, sich für ihre Natur, Wirkung und ihre persönliche Ausdrucksform bei ihm selbst zu interessieren. Seine Beziehung zu seinen Ängsten wird bewusster, akzeptierender und ruhiger.

Die Erklärung der Neuropsychologie für die ausgeprägtere Anhaftung am Negativen ist das Motiv, uns vor weiteren negativen Erfahrungen zu warnen und uns in Sicherheit zu bringen. Wenn ein Ereignis erst einmal als negativ markiert ist, sorgt der Hippocampus dafür, dass es sorgfältig als künftige Referenz gespeichert wird. *„Einmal verbrannt, zweimal so vorsichtig“*, besagt ein Sprichwort (Hanson & Mendius 2009, 41). Der körperlich vergleichsweise fragile Mensch musste in seinen Anfängen als Jäger und Sammler in einer Umgebung überleben, in welcher permanent Gefahren auf ihn lauerten. Er war auf ein äußerst sensibel eingestelltes Alarmsystem angewiesen. Als gegenwärtige Erben in der modernen westlichen Welt, in der wir zum Genuss von fast unvergleichbar mehr Sicherheit kommen, erleben wir viele Fehlalarme. Das Alarm- und Selbstschutzsystem arbeitet gemäß dem Motto: *„Lieber Vorsicht als Nachsicht“*. Als Kompromiss für viel äußere Sicherheit leben wir mit einem sehr fein eingestellten und leicht zu aktivierenden Alarmsystem. Innerhalb von einer oder zwei Sekunden leitet die Amygdala einen potentiellen Alarm weiter an den Thalamus (Stimulation von Norepinephrin), an das ZNS (Signale an große Organe und Muskeln) und den Hypothalamus (Regulation des Hormonsystems) (Hanson & Mendius 2009). Es ist wichtig, Klienten zu vermitteln, dass es sich dabei weder um einen Fehler noch um eine Pathologie handelt. Die Tendenz, negativen Erfahrungen mehr Bedeutung beizumessen, hat aber die Tücke in sich, uns häufig mit unangenehmen Emotionen zu belasten, auch wenn wir keiner realen Gefahr ausgesetzt sind. Wer sich von diesen nicht wieder rasch beruhigen kann durch ein gut entwickeltes Beruhigungs- und Fürsorgesystem, riskiert, in emotionalen Dauerstress zu geraten und gefährdet schließlich seine psychische Gesundheit. Wegen der Schnelligkeit und Intensität von Alarm- und Selbstschutzreaktionen braucht es häufig Übung, um diese bereits im Entstehen und Wachsen beobachten zu können. Achtsamkeitsübungen scheinen durch die Fokussierung auf das innere Erleben und durch Entschleunigung anderseits, ein früheres Gewahrwerden von Emotionen zu unterstützen. Für einen konstruktiven Umgang mit schwierigen Emotionen kann das sehr hilfreich sein.

Eine weitere Schwierigkeit des Alarm- und Selbstschutzsystems liegt im Wesen der persönlichen Auslöser und in der Art der oftmals bereits in der Kindheit konditionierten Reaktionen und Verhaltensweisen aus ihm heraus. Aufsteigende Gedanken, Emotionen und körperliche Reaktionen können uns überfluten, die Sichtweise einengen und das Verhalten ungewollt eine Richtung nehmen lassen, die in weitere Probleme führt (Gilbert 2013).

Probleme mit einem ausgeprägten Antriebs- und Anreizsystem

> „Goldstaub ist kostbar, doch wenn er dir in die Augen gerät, behindert er die Sicht." *(Hsi Tang, zitiert von Kornfield 2008, 267)*

Das wohl häufigste Problem mit dem Antriebs- und Anreizsystem ist unsere menschliche Verführbarkeit durch angenehme, wenn auch oft nur kurz andauernde Gefühle. Wir wollen fast gierig immer mehr davon, gehen schließlich nicht mehr sorgfältig mit ihnen und unserer langfristigen Gesundheit um.

Das folgende Fallbeispiel beschreibt die Geschichte einer Burnout-Klientin. Die Überfunktion ihres Antriebs- und Anreizsystems mag in unzähligen anderen Geschichten von Burnout-Klienten ähnlich sein, die gegenwärtig psychotherapeutische Hilfe in Anspruch nehmen.

Klinisches Fallbeispiel 2: Ausgebrannt – Manuela, 36 Jahre

Manuelas Vater stammt aus einer armen, kinderreichen Handwerkerfamilie aus Spanien. Weil er es im Gegensatz zu seinen Eltern und Geschwistern zu etwas bringen wollte, emigrierte er im jungen Alter von 25 Jahren in die Schweiz, wo er bald eine Anstellung zunächst in einer Weberei fand. Manuela ist die einzige Tochter und bedeutet ihm alles. Ihm, der hier seine großen beruflichen Ziele erfolgreich umsetzen konnte und inzwischen im Verwaltungsrat eines mittelgroßen Schweizer Unternehmens vorsitzt, war es wichtig, seiner Tochter zu vermitteln, wie man im Leben zum Erfolg findet. Manuela wurde schon von frühester Kindheit an schulisch sehr gefördert. Sie absolvierte als Beste ihres Jahrgangs das Wirtschaftsgymnasium und wurde dafür geehrt. Nebenbei verfolgte sie eine sportliche Laufbahn und brachte es auch als Triathletin zu vielen Erfolgen.

Die Therapie suchte Manuela erst sieben Jahre nach einem schweren Sportunfall auf, der ihre Karriere als Sportlerin jäh beendete. Sie arbeitet inzwischen im Management einer Bank. An ihrem Arbeitsplatz fand sie sich eines Tages unerwartet völlig blockiert. Sie war weder in der Lage, ein weiteres Telefongespräch entgegenzunehmen, noch auf E-Mails zu antworten oder sich anderweitig auf ihre Arbeit zu konzentrieren. Es schien ihr, alle ihre

Kompetenzen und ihr gesamtes Wissen verloren zu haben und zu nichts, wirklich rein gar nichts mehr fähig zu sein.

Im Verlauf der Therapie zeigte sich, dass das vom Vater übernommene Motto „Reiß dich zusammen und mach einfach weiter" bewirkte, dass sie ein Leben führte, in dem weder körperliche noch seelische Schmerzen existierten. Sie entwickelte eine so ausgefeilte Methode, Schmerzen abzuspalten und deren Erfahrung zu umgehen, dass sogar den Ärzten, die sie im Zusammenhang mit dem Unfall behandelten, eine außerordentliche Schmerztoleranz bei ihr aufgefallen war.

Dieser Umgang mit ihren Schmerzen half ihr aber nicht, die schweren psychischen und körperlichen Folgen des Unfalls richtig zu verarbeiten. Mit dem Antriebssystem alleine war es jetzt nicht möglich, einen Weg aus ihrer äußerst schmerzhaften Krise zu finden.

In ihrer mitgefühlsfokussierten Therapie lernt sie, einen neuen von Verständnis geprägten Umgang mit Schmerzen kennen. Sie lernte sich mit ihren nicht bloß durch den Unfall verletzten Stellen anzufreunden. Neben ihrem Antriebssystem wurde sie vertraut mit ihrem Alarm- und Selbstschutzsystem sowie ihrem Beruhigungs- und Fürsorgesystem. Vermutlich lernte sie zum ersten Mal in ihrem Leben innere Ruhe und Wärme kennen und diese mit der Zeit auch selbst zu erzeugen. Noch arbeitet Manuela nicht wieder in ihrem Beruf. Sie sieht sich künftig eher im Coaching anstatt im Management tätig. Geprägt durch ihre eigene Geschichte reizt es sie neuerdings, sich auf einem Gebiet weiterzubilden, in dem es nicht bloß um das Erreichen materieller Ziele geht, sondern auch um das Wohl von Menschen.

Antrieb und Anreiz im Dienst der Vermeidung

> „Die meisten Menschen sehen die Wirklichkeit nicht wie sie ist, weil sie sich diese anders wünschen. Sie haften sich an materielle Objekte, Freuden oder die Dinge der Welt. Dieses Anhaften ist die Quelle des Leids."
> *(Majjhima Nikaya, zitiert von Kornfield 2008, 261)*

Der moderne Lebensstil in westlichen Ländern ist deutlich ausgerichtet auf Wettbewerb, Erfolg, Status und Macht. Anstreben, besitzen wollen und etwas hinterherjagen müssen, kann fast zur Sucht werden. Wie bei einer solchen kann die Überstimulierung u.a. durch Dopamin zur Falle werden. Um Glücksgefühle, die durch dopaminerge Wirkung normalerweise subtiler entstehen, dann überhaupt noch empfinden zu können, werden immer höhere Spiegel von diesem Neurotransmitter gebraucht (Breuning 2012). Andersherum erinnern die Unruhe, Agitiertheit oder der bekannte Druck, „unbedingt etwas tun zu müssen", als erste recht häufige Reaktion auf Instruktionen von Beruhigungsübungen an eine Art „Dopamin-Entzugssyndrom". Mit einem einseitig sehr ausgeprägt entwickelten Antriebs- und Anreizsystem kann man es in der Tat weit bringen in unserer Gesellschaft. Das reicht aber alleine nicht aus, um auch mit härteren Realitäten im Leben und unvorhersehbaren Misserfolgen zurechtzukommen. Gilbert und sein Team konnten Zusammenhänge aufzeigen zwischen angstbesetztem Erfolgsstreben zur Vermeidung, schlechter als andere bewertet zu werden, und Gesundheitsproblemen wie Depressionen, Angststörungen und Stress (Gilbert et al. 2007, 2009). Sie fanden, dass bei Hindernissen im Weg und Kräften, die unserem Antrieb und unseren Zielen entgegenwirken wie beispielsweise Ängsten, typischerweise das Alarm- und Selbstschutzsystem aktiviert wird (Gilbert 2009). In der Folge haben neben Klienten mit Burnout und bipolaren Erkrankungen oft auch solche mit Depressionen und Angststörungen Probleme mit diesem Emotionsregulierungssystem.

Tragisch und für Gilbert möglicherweise die schwerste Folge eines außer Kontrolle geratenen Antriebs- und Anreizsystems ist, wenn große Gewinne gemacht werden durch ein tief unmoralisches und korruptes Verhalten (Gilbert 2013).

Gegen das Umgehen von unangenehmen Erfahrungen durch kurzfristige Aktivierung des Antriebs- und Anreizsystems ist bis zu einem gewissen Grad nichts einzuwenden. In Anbetracht der angenehmen Gefühle, die das Aktivierungs- und Anreizsystem typischerweise hervorbringt, ist ein solches Verhalten sogar sehr gut nachvollziehbar und angebracht. Wenn aber Klienten durch überhöhte angstgetriebene Ansprüche bei ihrer Arbeit oder auch an sich selber den Druck nicht mehr bewältigen können und ihre Empfindungen übergehen oder abspalten durch Aktivierung des Antriebs- und Anreizsystems, besteht ernsthafte Gefahr für ihre körperliche und psychische Gesundheit (Gilbert 2013).

Die Balance der drei Systeme wieder herzustellen durch die Stärkung des Beruhigungs- und Fürsorgesystems, kann ein guter Anfang bei der Behandlung solcher Klienten sein. Nun ist es keine Seltenheit, Klienten in der Praxis zu begegnen, die fürchten, wenn sie sich entspannen und mit ihren schmerzhaften Emotionen in Kontakt treten würden, dass ihre Situation außer Kontrolle geraten könnte und diese sich nur weiter verschlechtern würde. Mit diesem Gedanken sei übergeleitet zum nächsten Kapitel, welches sich mit Ängsten und Widerständen beschäftigt, die bei Aktivierung des Beruhigungs- und Fürsorgesystems in Erscheinung treten können.

Ängste im Zusammenhang mit dem Beruhigungs- und Fürsorgesystem

> „Wenn Selbstmitgefühl beginnt, Licht zu verbreiten, kann es große Traurigkeit und Sehnsucht in uns erhellen [...]. Wir alle kennen Menschen, die sich so verhalten: Wenn man freundlich und liebevoll mit ihnen ist, ziehen sie sich scheu zurück, so als wäre das für sie eine Bedrohung.“ *(Gilbert 2009, 112–113)*

Neben der Tatsache, dass diesem System in unserer modernen Gesellschaft leider sehr wenig Aufmerksamkeit geschenkt und es in seiner Wichtigkeit für unsere Gesundheit unterschätzt wird, sind Ängste im Zusammenhang mit ihm ein hartnäckiges Problem. Ängste könnten z. B. davor bestehen, wertvolle Zeit zu verschwenden durch Training eines Systems, das vielleicht nicht unmittelbar messbaren Erfolg hervorbringt. Und in der Folge von ersten Beruhigungsübungen treten oft Ängste auf, durch die erfahrene Entschleunigung des inneren Erlebens hauptsächlich mit mehr Problemen in Kontakt zu geraten als die erhoffte Zufriedenheit und Ruhe zu finden. Nicht immer gelingt es, Leute davon zu überzeugen, dass langfristig beim bewussten Stärken dieses Systems für sie eine große Bereicherung herausschauen könnte. Der Umgang mit solchen auf dieses System bezogenen Ängsten erfordert sowohl von Therapeuten wie auch von Klienten Weisheit, Sorgfalt und oft viel Geduld.

Wie wir gesehen haben, geht die Aktivierung des Beruhigungs- und Fürsorgesystems durch Verlangsamung des Erlebens häufig einher mit der verstärkten Wahrnehmung der eigenen Befindlichkeit. In der Sprache der kognitiven Verhaltenstherapie könnte man sagen, dass beruhigende Interventionen und Übungen zur vermehrten Exposition mit der eigenen Befindlichkeit führen können. Wenn diese Befindlichkeit von uns als sehr negativ, schwer aushaltbar oder gar als gefährlich bewertet wird, kann das verschiedene Abwehrmechanismen in Gang setzen. Das folgende klinische Beispiel soll zeigen, wie schwer es einer Klientin fiel, den einfachsten Beruhigungsübungen zu folgen. Diese brachten sie in Berührung mit unverarbeiteten schmerzhaften Erinnerungen und drohten sie anfänglich vielmehr zu destabilisieren als zu beruhigen. Im Beispiel sehen wir die große Bedeutung einer geduldigen und ermutigenden therapeutischen Haltung beim Vermitteln solcher Übungen. In der CFT wird viel Wert gelegt auf die Einbettung von Beruhigungsübungen in viel Wärme und ein aufrichtiges Verständnis für das Leiden der Klienten und auf das Vermitteln eines Sicherheitsgefühls. Diese sind Schlüssel dazu, dass die Übungen wirksam werden können.

Klinisches Fallbeispiel 3: Reaktivierung traumatischer Erinnerungen durch Entspannung – Sandrina, 51 Jahre

Als Sandrina sich für die Psychotherapie anmeldete, hatte sie ihren Ehemann bereits verlassen und war bei ihrer neuen Partnerin eingezogen. Sie hat drei Kinder, die alle einen anderen Vater haben.

Sandrina hatte eine schwierige belastende Kindheit. Ihre Mutter hatte sehr viele Partnerwechsel, und von einigen dieser Partner wurden Sandrina und ihre Schwester sexuell missbraucht. Die Mutter arbeitete im Service in einer Bar und war sehr häufig abwesend. Manchmal schloss sie ihre beiden Töchter in der Wohnung ein. Nachdem Sandrina und ihre Schwester einmal versucht hatten, aus dem Fenster ihrer Wohnung im 5. Stockwerk zu steigen, um aus der Wohnung zu gelangen, wurde die Kinderschutzbehörde involviert. Sandrina wurde in einer Pflegefamilie untergebracht.

Sandrina meldete sich, weil sie keine Kraft mehr hatte weiterzuleben. Es gab große Konflikte mit der ältesten 16-jährigen Tochter wegen deren Alkohol- und Drogenkonsum. Mit den drei Vätern ihrer Kinder gab es ermüdende Kämpfe um Geld und um das elterliche Sorgerecht. Sandrina hatte keine Kraft mehr, um ihren Alltag zu bewältigen. Sie war unglaublich nervös und zittrig und von starken inneren Spannungen getrieben. Sie konnte nicht zur Ruhe kommen und litt unter Einschlafstörungen. Sie war erschlagen und unerfüllt vom Nichtstun den ganzen Tag lang und schien Erholung zu brauchen.

In der ersten Therapie wurde ihr auf offene und herzliche Weise begegnet, und sie zeigte sich begeistert von der Idee, ein paar Entspannungstechniken zu lernen. Das schien ihr genau das zu sein, was sie so dringend brauchte. Spontan fühlte sie sich am meisten angesprochen von der Übung „Beruhigender Atemrhythmus" und dem „Body Scan" (siehe Kapitel 9) und wollte am liebsten mit diesen beginnen. Obwohl die Therapie gut anzulaufen schien, blieb sie dieser nach der dritten Stunde fern. Erst drei Wochen später entschuldigte sie sich per E-Mail und meldete sich von der Therapie ganz ab. Zwei Jahre später suchte sie erneut therapeutische Hilfe am gleichen Ort auf. Das ermöglichte, Schritt für Schritt zu verstehen, was passiert war. Sie erzählte, wie schwer es für sie sei, Hilfe anzunehmen und jemandem zu vertrauen. Wenn jemand ihr so freundlich begegnen würde (wie die Therapeutin), mobilisiere das bei ihr in erster Linie Ekel und Misstrauen. Erinnerungen kommen in ihr auf, bei denen Freundlichkeit, Wärme und das Gefühl, geliebt zu werden, in sexuellem Missbrauch mündeten. Von ihrer Mutter vernachlässigt, musste sie von klein auf sehr gut auf sich selbst aufpassen. Sich zu entspannen ist damals nicht in Frage gekommen und wäre viel zu gefährlich gewesen. Die annehmende und mitfühlende therapeutische Atmosphäre weckte bei ihr keine Sicherheitsgefühle, sondern im Gegenteil schmerzhafte Skepsis und Zweifel an der Aufrichtigkeit der Therapeutin. Gleichzeitig sehnte sie sich tief danach, geliebt zu werden, ohne in einen Missbrauch verwickelt zu werden. Sie verurteilte sich dafür aber nicht als würdig genug. Die Beruhigungsübungen, die in der Therapie zuerst gemacht wurden, weckten starke Ängste in ihr. Es kam ihr vor, als ob ihr ganzer Schutz verschwinden und sie in noch tieferes Elend stürzen würde. Gleichsam vermisste sie es auf schmerzhafte Weise, sich entspannen zu können. Beim zweiten therapeutischen Anlauf wurde auf andere Möglichkeiten zurückgegriffen, ein Sicherheitsgefühl zu entwickeln. Vornehmlich die Arbeit mit den unterschiedlichen Selbstanteilen war dabei sehr hilfreich. Sandrina lernte neben anderen ihr ängstliches Selbst, ihr beschützendes Selbst und auch ihr mitfühlendes und mutiges Selbst kennen. Von den Übungen war zu Beginn vor allem die „Safe Place Übung“ (siehe Kapitel 9) sehr hilfreich. Über Jahre war es ihr vor allem damit und mit viel Geduld möglich, sich zu erlauben, ihre innere Anspannung zeitweise zu lockern.

3.2.6 Fazit

Die CFT betrachtet und erkennt die ursprünglichen überlebenssichernden Funktionen jedes einzelnen der drei Emotionsregulierungssysteme an. Bei vielen psychischen Störungen lassen sich ein einseitiges oder überaktives Alarm- und Selbstschutzsystem oder Antriebs- und Anreizsystem beobachten. Die CFT bietet Methoden an, um die ins Ungleichgewicht geratenen Systeme wieder auszubalancieren. Da das Beruhigungs- und Fürsorgesystem unterbewertet wird und in der Folge häufig schlecht entwickelt ist, ist es häufig die Entwicklung dieses Systems, auf dem in der CFT der Hauptfokus liegt. Durch seine Stärkung entsteht mehr Balance zwischen den drei Systemen der Emotionsregulierung insgesamt, die für unsere psychische und körperliche Gesundheit fundamental ist.

Heute gibt es gute Evidenz, dass soziale Signale, die mit Berührungen, Tonlage und Klangfarbe der Stimme, Gesichts- und Körperausdruck vermittelt werden, wichtige Regulatoren von emotionellen und physiologischen Prozessen sind. Die Ausschüttung von Stresshormonen, immunologische Funktionen und selbst die Gehirnreifung werden damit in Zusammenhang gebracht (Cacioppo et al. 2000; Schore 1994). Diese Kenntnisse können von CFT-Therapeuten genutzt werden, um für Klienten ein sicheres, vertrauensvolles Milieu zu schaffen, damit sie sich für die Therapie öffnen können. Andererseits wird Hintergrundwissen über die drei

Emotionsregulierungssysteme an Klienten weitervermittelt in der Absicht, vertieftes Verständnis und Bewusstsein zu schaffen für schwierige emotionelle Reaktionen und den Umgang mit diesen.

Die CFT stellt das Beruhigungs- und Fürsorgesystem in Zusammenhang mit dem Mitgefühl als eine zentrale Qualität dieses Systems. Die Stärkung dieses Systems erlaubt einen offenen und mutigen Umgang mit schmerzhaften Erfahrungen und den Personen, die diese erleben. Anstatt in Angesicht von Leid mit (Selbst-)Verurteilung, Ablehnung, Scham und Rückzug zu reagieren, ist die CFT bestrebt, eine fürsorgliche und warme Art und Weise zu entwickeln, um auf menschliches Leid zu reagieren und auch auf die Person, die dieses erlebt. Dabei spielt ein gut entwickeltes Beruhigungs- und Fürsorgesystem eine wichtige Rolle. Auch unser Wohlbefinden und unsere Zufriedenheit mit unseren sozialen Beziehungen können so gefestigt werden. Da der Größe und Subtilität von Mitgefühl theoretisch keine Grenzen gesetzt sind, verfeinert das stetige und geduldige eigene Stärken des eigenen Beruhigungs- und Fürsorgesystems wichtige und äußerst wertvolle Qualitäten von CFT-Therapeuten

3.3 Scham, Schuld und Selbstkritik

> „Wenige Erfahrungen im Leben sind so schön wie der Moment der Erlösung von Scham oder dem Gewahrwerden, dass unsere Schwächen liebevoll angenommen werden." *(Nathanson 1994, 19)*

In Kapitel 1 wurde beschrieben, wie Gilbert über die Erforschung des Zusammenhanges von depressiven Störungen und Gefühlen der Unterlegenheit, Niedergeschlagenheit, Beengung sowie der Erfahrung des Scheiterns zum Studium von Scham und entwertender Selbstkritik geführt wurde. Die Folgen von Scham sind derart komplex und können für den Menschen derart folgenschwer sein, dass das Thema in der CFT eine zentrale Rolle spielt. Unter Berücksichtigung der Arbeiten von Helen Block Lewis (1971 und 1987), Silvan S. Tomkins (1987), Donald Nathanson (1994) sowie June Tangney (2002) schufen Gilbert und sein Team ein für die CFT eigenes Modell von Scham, das in diesem Kapitel vorgestellt werden soll. Darin wird Scham deutlich von Schuld und Selbstkritik abgegrenzt und unterschieden.

3.3.1 Externe und interne Scham

Das Schammodell der CFT basiert auf dem menschlichen Wunsch, im Geiste von anderen Menschen positive Gefühle in Bezug auf das eigene Wesen hervorzurufen. Dies ist ein tief in uns verankertes natürliches Bedürfnis, dessen Wurzeln sich in der Evolutionsgeschichte zurückverfolgen lassen. (Gilbert 2007). Mit anderen Worten: so, wie wir sind, möchten wir von anderen Menschen bestätigt, angenommen und geliebt werden. Trotz offensichtlicher Überlappungen unterscheidet die CFT wie andere Modelle auch zwischen *externer Scham* und *interner Scham.* Bei der externen Scham spielen Ängste, Überzeugungen und Fantasien eine Rolle, was andere Menschen über die eigene Person denken und dieser antun könnten. Beispiele wären, von anderen verachtet, ausgeschlossen und nicht geliebt zu werden. Bei der internen Scham dagegen kommen Ängste, Überzeugungen und Fantasien von der Person selbst, auf die sie sich beziehen. Interne Scham geht also häufig einher mit der Furcht vor der eigenen Unzulänglichkeit, Versagensängsten und Ängsten vor eigenen Emotionen und deren vermeintlicher Unkontrollierbarkeit. Externe Scham aufgrund der Abwertung durch eine andere Person wird oft begleitet von Gefühlen des Ausgeschlossenseins oder Verurteiltwerdens. Bei ihr ist die Reaktivierung von schmerzhaften Kindheitserinnerungen im Zusammenhang mit dem Erleben von anderen, nicht sehr wohlgesinnten Menschen zu beachten.

Ganz anders steht bei interner Scham die Selbstabwertung einer Person im Zentrum, die typischerweise ohne äußeren Zusammenhang ausgelöst wird. Interne Scham wird oft von Niedergeschlagenheit und Ängstlichkeit begleitet. Bei ihr ist auf reaktivierte Erinnerungen aus Kindheitserlebnissen zu achten, die sich auf das Erleben des eigenen Selbst beziehen und auf Schlussfolgerungen, welche die Betroffenen daraus gezogen haben. Wichtig für die CFT ist, dass in beiden Fällen sowohl die Scham als auch die Reaktionen zu ihrer Bewältigung mit einer Aktivierung des Alarm- und Selbstschutzsystems einhergehen. Auch wenn im klinischen Alltag oft zu beobachten ist, wie Klienten auf ihre Überzeugung, *nicht gut genug zu sein,* mit hoher Aktivierung des Antriebs- und Anreizsystems reagieren, ist es sehr wichtig, die Bedeutung des Alarm- und Selbstschutzsystems, das hier mit beteiligt ist, zu verstehen. Es ist bedeutsam, das Leiden, welches sich dabei hinter einem hohen Antrieb verstecken kann, in der Therapie aufzudecken. Oft hat dieser einen Anteil an der Entwicklung der am häufigsten anzutreffenden psychischen Störungen wie Depressionen, Angststörungen und klassischerweise dem Burnout.

Nathanson unterscheidet in seinem *Kompass der Scham* (Nathanson 1994) vier typische Formen, wie jemand versucht, sich zu schützen, wieder ein Sicherheitsgefühl herzustellen und damit seine Scham zu bewältigen. Er unterscheidet einerseits das Attackieren von anderen Menschen vom Attackieren des Selbst und andererseits das Zurückziehen (durch Isolation, Davonlaufen oder Verstecken) von Vermeidung (wie Lügen, Drogenkonsum oder Arbeitssucht).

Es liegt auf der Hand, wie wichtig diese unterschiedlichen Bewältigungsstrategien für den therapeutischen Kontext sind und dass ganz verschiedene Interventionen für die jeweiligen Formen gefragt sind.

So würde einem Klienten, der als Kind regelmäßig geschlagen und verspottet wurde und der sich heute, wenn er sich von anderen verachtet fühlt, durch aggressive gewaltsame Ausbrüche zur Wehr setzt, kaum geholfen werden, indem er das Gefühl, verachtet zu werden, achtsamer wahrzunehmen lernt. Die Wahrscheinlichkeit, dass ihn das nur noch mehr verletzen würde und entsprechende Selbstschutzmanöver in Gang setzt, ist zu hoch. Dagegen könnte er profitieren, wenn er darin gestärkt würde, die Zusammenhänge des großen Unrechts, das ihm früher angetan wurde, mit seinen Schamgefühlen hinter seiner Wut klarer zu verstehen. Wichtige Entwicklungsschritte könnten bei diesem Klienten darin bestehen, dass er sich selbst mitfühlender zu betrachten lernt, für ihn taugliche Selbstberuhigungsstrategien kennenlernt und dadurch mehr innere Sicherheit entwickeln kann.
Ganz anders würde einer Klientin geholfen, die aus Furcht und Scham ihren Ärger gegenüber ihrem gestressten und gereizten Vorgesetzten vermeidet. Nehmen wir an, anstatt ihrem Ärger Ausdruck zu verleihen, reagiert sie mit kritischer Selbsthinterfragung und fühlt sich bei der Arbeit unzulänglich, deprimiert und zunehmend ausgebrannt von den vielen selbstauferlegten Überstunden. Dies geschieht, obwohl sie stets nur die besten Feedbacks von ihren Vorgesetzten bekommt. Mit ihr könnte daran gearbeitet werden, zu lernen, den Ärger für sich nutzbar zu machen, Formen der Abgrenzung gegenüber ihrem Vorgesetzten zu finden und nach außen hin zu verkörpern. Für sie ist es wichtig, zu sehen, dass ihre interne Scham sie auf mögliche wichtige und wertvolle Entwicklungsschritte hinweist, indem sie sich auf den tiefer liegenden Ärger, für den sie sich schämt, achtsam einzulassen lernt.

Die CFT greift eine in der Psychotraumatologie gängige Unterscheidung von zwei Formen von Traumata auf, die beide das Alarm- und Selbstschutzsystem aktivieren und typischerweise Scham hervorbringen können. Im nächsten Abschnitt sehen wir, wie die CFT zwischen Scham aufgrund von Ablehnung und Vernachlässigung von Scham durch grenzverletzende Missbrauchserfahrungen unterscheidet.

3.3.2 Scham bei Vernachlässigung und Ablehnung

Scham aufgrund von Vernachlässigung und Ablehnung geht häufig mit dem Gefühl und der schmerzhaften Überzeugung einher, von anderen nicht wahrgenommen zu werden und unerwünscht zu sein. Besonders wenn es sich um regelmäßig wiederholende Erfahrungen beispielsweise im familiären Kontext handelt, in welchem jemand zu spüren bekommt, nicht wichtig für den anderen zu sein, kann es sehr schwierig werden, sich wertvoll, interessant und verbunden zu fühlen. Man „hat versagt" und es nicht geschafft, bei anderen Leuten genügend positive Gefühle zu wecken, so dass man wirklich geliebt werden könnte. Für Menschen, welche in einer solchen Umgebung aufgewachsen sind, bilden die von Scham gekennzeichneten Überzeugungen ein mögliches Fundament für spätere große Beziehungs- und Lebensprobleme. Ihre psychische Gesundheit ist gefährdet (Bifulco et al. 2002). Allein die vielen Anstrengungen, die Betroffene unternehmen, um die Haltung anderer doch noch zu ihren Gunsten zu beeinflussen, von anderen gemocht und bestätigt zu werden, kann einen äußerst betroffen machen. Das Wissen, dass dieses Streben Betroffenen oft nur für sehr kurze Zeit Befriedigung, Erfolgsgefühle und Verbundenheit mit anderen Menschen verschafft, mag die Verzweiflung hinter solcher Scham noch weiter verdeutlichen. Sie ist keineswegs geringer als die Verzweiflung im Zusammenhang mit der Scham durch grenzverletzende intrusive Erfahrungen.

3.3.3 Scham bei grenzverletzenden intrusiven Erfahrungen

> „Es gibt Belege dafür, dass verbale Misshandlungen und die negative Definition des eigenen Selbst durch andere ebenso machtvoll und krank machend sein können wie körperliche Misshandlung und sexueller Missbrauch." *(Teicher et al. 2006, 997)*

In Kapitel 3.2 haben wir in einem klinischen Fallbeispiel Sandrina kennengelernt, bei welcher Entspannungsübungen auf Ablehnung stießen, nachdem diese zunächst vielmehr traumatische Erinnerungen weckten, als ihr Ruhe vermitteln konnten.

Klinisches Fallbeispiel: Schambesetzte Erinnerungen – Sandrina, 51 Jahre
Sandrinas Mutter hatte oft neue Partner und von einigen von diesen wurden sie und ihre Schwester sexuell missbraucht. Daneben hatte Sandrina auch viele Erinnerungen an das unberechenbare und verbal wie physisch gewaltsame Verhalten der Mutter. In einer prägnanten Erinnerung war Sandrina ungefähr acht oder neun Jahre alt. Sie spielte draußen mit einem Go-Kart eines anderen Kindes und verletzte sich an der Stirn, woraufhin sie stark blutete. Der Junge, dem der Go-Kart gehörte, brachte Sandrina nach Hause, wo die Mutter durch den Lärm der Kinder geweckt wurde. Diese war dabei, sich von ihrer nächtlichen Arbeit in einer Bar zu erholen. Als Reaktion auf das Aufgewecktwerden brauste sie wild auf, fing an laut zu schreien und schlug Sandrina derart fest ins Gesicht, dass sie nun auch noch aus der Nase blutete. Daneben schimpfte sie eindringlich, was für ein dummes und unfähiges Kind Sandrina sei, das man nicht zum Spielen hinauslassen könne. Während der erschreckte Junge schnell aus der Wohnung flüchtete, blieb Sandrina mit ihrem Schrecken, der Furcht vor der Mutter und ihren Verletzungen alleine zurück. Auf ihr Zimmer geschickt krümmte sie sich und zitterte vor körperlichen Schmerzen, der großen Einsamkeit und einem unermesslichen Verlassenheitsgefühl.

Menschen mit grenzverletzenden und übergriffigen Erfahrungen in der Vergangenheit leiden oft unter intrusiven Gedanken und Flashbacks und an einem tiefen Misstrauen gegenüber Menschen. Sie empfinden sich häufig als machtlos und klein gegenüber Menschen, die ihnen nahe treten. Schwach und mutlos kann es sehr schwierig für sie sein, sich gegenüber anderen abzugrenzen. In der Folge erleben sie sich oft ausgeliefert und als wertloses Objekt, das benutzt wird.

Nicht nur körperliche sondern auch verbale Beschämungen fließen in Muster des körperlichen und psychischen Selbsterlebens ein. Diese Muster verbreiten sich als Ideen und Überzeugungen auf ähnliche unheilsame Weise weiter wie Viren und pflanzen sich in unseren Beziehungen fort (Blackmore 2000).

In der CFT stellen das Erleben von Einsamkeit durch das Abgeschnittensein von einer besänftigenden, beruhigenden und Sicherheit spendenden Quelle im Falle einer leidvollen Situation bedeutende und prägende Erfahrungen dar, deren Aufarbeitung wichtig ist. Für Klienten mit solchen Erfahrungen in der Biografie ist es wichtig, zu lernen, die gesamte Palette von Emotionen, die damit in Zusammenhang stehen, kennen und bewältigen zu lernen. Es sei daran erinnert, dass bei der Arbeit mit solchen

Klienten (s. Kapitel 3.2 Fall Sandrina) Beruhigung zum Beispiel durch Achtsamkeitsübungen oder ein liebevolles Beziehungsangebot das Alarmsystem aktivieren können. Vielfältige Selbstschutzreaktionen könnten uns dann überraschen wie das Infragestellen der Therapie, dissoziatives Verhalten, bei dem das Erleben abgespalten wird, beispielsweise durch Abdriften aus dem Kontakt mit dem Therapeuten oder auch durch die Mobilisierung von Grenzen setzenden Emotionen wie Ärger.

3.3.4 Scham im therapeutischen Setting

Im folgenden Abschnitt sollen die vielfältigen möglichen Ausdrucksformen von Scham bei Klienten und die Bedeutung der Sensibilität des Therapeuten für diese betrachtet werden. Wenn Schamgefühle eines Klienten vom Therapeuten nicht als solche erkannt und wahrgenommen werden, besteht die Gefahr, dass sie auch beim Therapeuten gemäß Nathansons Kompass zu einer der vier Abwehrreaktionen führen und der therapeutische Prozess gestört wird. Nathanson unterscheidet folgende vier typische Abwehrreaktionen auf Scham, die er als gegenläufig in einem Kompass darstellt (Nathanson 1994): Einerseits werden die Pole „Vermeidung" (Beschwichtigung, aktive Verleugnung) versus „sozialer Rückzug" (auch Flucht) unterschieden, während „Andere-Angreifen" „Sich-selbst-Angreifen" gegenübersteht.

Scham kann bereits eine große Rolle spielen, bevor eine Therapie zustande kommt, bei der Entscheidung, ob jemand ein Hilfsangebot wie eine Therapie beansprucht oder lieber alleine mit seinen Problemen bleibt. Später ist sie ein wichtiger Faktor dafür, was Klienten uns in Therapien enthüllen und was sie verbergen. Der akzeptierende Umgang mit der Scham von Klienten setzt auf der Seite von Therapeuten voraus, dass diese ihre eigenen Schamgefühle gut aushalten und mit diesen gut umgehen können, was Hell als „*Schamstärke* von Therapeuten" bezeichnet. „Therapeutisches Ziel ist nicht Schamlosigkeit, sondern ein bewusstes Annehmen von Schamempfindungen und ein gezieltes Vermeiden von Beschämung"(Hell 2007, 153). Inwieweit Klienten sich in der Therapie öffnen und in die therapeutische Beziehung einlassen können, sich entscheiden, eine Therapie fortzusetzen oder abzubrechen, hängt stark von dieser *Schamstärke* des Therapeuten ab. Scham tritt weiter regelmäßig im Zusammenhang mit intensiven Emotionen auf, die wiederum für den therapeutischen Prozess von ausschlaggebender Bedeutung sein können. Unerkannt oder vermieden kann Scham die Bewältigung von starken Emotionen und die therapeutische Arbeit mit dem Selbsterleben und dem Selbstbild von Klienten blockieren. Oft geht

Scham mit der Befürchtung einher, von Emotionen überflutet zu werden, die Kontrolle zu verlieren oder abgelehnt zu werden. Wie ein Schatten begleitet und verdunkelt Scham oft seelisches Leid, wenn es ans therapeutische Tageslicht gerät. Ganz besonders im Vordergrund steht Scham bei Klienten, die missbraucht oder traumatisiert wurden.

3.3.5 Unterscheidung zwischen Scham und Schuld

Bevor der Unterschied theoretisch erörtert wird, soll eine einfache Imaginationsübung aus Gilberts Workshops den Leser auf der Erfahrungsebene an das Thema heranführen (Webseite dazu: compassionatemind.co.uk, 2.4.2015):

Stellen Sie sich vor, dass ein Klient Ihnen vor Kurzem offenbart hat, dass er die Therapie bei Ihnen nicht als hilfreich erlebe. Ärgerlich hatte er angefügt, dass er sich sogar schlechter als vor der Therapie fühlen würde. Halten Sie einen Moment inne und vergegenwärtigen Sie sich Ihre Gedanken und Empfindungen in dieser Situation. Wie könnte Ihr Verhalten als Reaktion auf diesen Klienten aussehen?
Es kann interessant sein, Ihre Reaktion nach der Lektüre dieses Kapitels noch einmal zu überdenken.

Für die CFT ist es sehr wichtig, aufgrund der verschiedenen Gedanken und Verhaltensweisen in Verbindung mit Scham, Scham und Schuld klar voneinander zu unterscheiden. Während Scham sich stets auf die Bewertung des eigenen Selbst bezieht, ist Schuld nach außen gerichtet und bezieht sich auf ein Gegenüber, dem ein Schaden zugefügt wurde. Die Reaktion auf Scham (s. Nathansons Kompass; Nathanson 1994) besteht oft in Beschwichtigung, Verleugnung, aggressiver Abwehr oder sozialem Rückzug. Ganz anders kann für Schuld der Wunsch nach Wiedergutmachung und Behebung des Schadens und Entschuldigungsangebote kennzeichnend sein. Gilberts wohl bekanntestes Beispiel, um die Unterschiede, wie sie die CFT macht, zu illustrieren, ist das von zwei Ehemännern, die eine Affäre hatten, von denen ihre Ehefrauen erfahren haben. Wie sehen die Reaktionen des Ehemannes aus im Falle, dass er sich schämt, und wie, falls er Schuldgefühle hat?

Während der Ehemann, der sich schämt, typischerweise mit sich selbst und seinem sozialen Ansehen beschäftigt ist, könnte seine Reaktion eine wütende und abwehrende sein. Er könnte die Affäre abstreiten oder seine Ehefrau beschimpfen, zu wenig attraktiv zu sein und ihr die Verantwortung zuschieben. Oder er könnte die Verletzung seiner Frau einfach herunterspielen und den Schaden, den er seiner Ehe angetan hat, verkennen.

Der Ehemann, der sich dagegen schuldig fühlt und seine Schuld akzeptiert, ist weniger mit sich selbst beschäftigt als damit, wie es jetzt seiner Frau geht. Er nimmt die Verantwortung für sein verletzendes Verhalten auf sich. Es sorgt ihn, was er seiner Frau angetan hat, und er hat den aufrichtigen Wunsch, ihr zu helfen, sich wieder besser mit ihm fühlen zu können. Er ist bereit, dafür die Konsequenzen zu tragen.

Dearing und Tangney (2011) drücken die Schwierigkeiten der mangelnden Verantwortungsbereitschaft im Zusammenhang mit Scham im Gegensatz zu der bei Schuld folgendermaßen aus und verdeutlichen und bestätigen darin die CFT-Sichtweise.

> „Eine Studie nach der anderen bringt die Neigung zur Scham nicht mit einem moralisch aufrichtigen Charakter und einem entsprechenden Verhalten in Zusammenhang, sondern viel mehr damit, Verantwortung zu umgehen, die Opfer zu beschuldigen, einem schlechten Umgang mit Ärger und einer extrem feindseligen Aggression [...]. Leute, die sich beschämt fühlen, erleben sich körperlich, psychisch und sozial heruntergesetzt [...]. Ihre reflexartige Antwort ist nicht, sich zu entschuldigen und Wiedergutmachung zu üben (wie Leute mit Schuldgefühlen es anstreben), sondern zu versuchen, sich zu verstecken oder zu entkommen. Das ist sehr verständlich, denn das Selbst ist verletzt und beeinträchtigt und die Herausforderung, das Selbst von grundlegend „fehlerhaft“ zu „gut“ zu transformieren, ist sehr groß.“ *(Dearing & Tangney 2011, 710f., übersetzt aus dem Englischen durch die Autorin)*

Die Transformation, die Dearing hier am Schluss des Zitats erwähnt, entspricht für Gilbert einer Entwicklung und Veränderung von Schamgefühlen in Schuldgefühle, die er für viele Situationen als angebracht und für sehr bedeutungsvoll hält (Gilbert 2007). Für Menschen, die sich unfreundlich oder schädigend verhalten haben und darauf nur schamerfüllt abwehrend reagieren können, findet er es äußerst wichtig, zu lernen, ihre Scham in eine schuldbasierte Bewusstheit der Schädigung zu transformieren. Erst diese Entwicklung ermöglicht ein sorgfältiges, fürsorgliches und verantwortungsvolles Verhalten gegenüber Mitmenschen und kann für den Aufbau von Beziehungen auf eine ganz andere Art wichtig sein als Scham (Baumeister et al. 1994). Besonders im Hinblick darauf, dass es niemandem möglich ist, durchs Leben zu gehen ohne andere Menschen zu verletzen, betont die CFT die Wichtigkeit, Schuld genauso wie andere Emotionen auch tolerieren zu lernen.

Es sei angemerkt, dass diese Sichtweise der CFT über Scham und Schuld durchaus einer kritischen Überprüfung unterzogen werden kann. Beispielsweise könnte man Gilberts Betrachtung von Scham als einseitig negativ auffassen. Man könnte in seiner Sichtweise beispielsweise deren schützende Aspekte vermissen. Wenn man sich vorstellt, wie Scham in gewissen Situationen unser Verhalten begleitet und uns davon abhalten kann, andere Menschen zu verletzen, könnte man in ihr auch präventive Funktionen sehen. Diese verhindern, dass wir uns überhaupt erst schuldig fühlen müssen. In solchem Kontext hätte unsere Scham eine sehr wichtige soziale Funktion.

Wenn Sie mögen, können Sie jetzt gerne noch einmal zu der eingangs beschriebenen Imaginationsübung zurückkehren und sich überlegen, wie Sie in der Situation auf den Klienten reagieren würden. Wie würde ihre Reaktion aussehen, wenn ihr externe Scham zu Grunde läge? Wie würde sie sich unterscheiden von einer möglichen internen Schamreaktion? Wie würden sich Ihr inneres Erleben und Ihr Verhalten unterscheiden, wenn anstatt Scham vielmehr Schuldgefühle aufkommen würden als Reaktion auf den Klienten?

In der CFT ist man sich durchaus klar darüber, dass Schuldgefühle auch dann aufkommen können, wenn sie nicht angebracht sind und dann jemanden stark belasten können. Schuldgefühle erfordern deshalb eine genaue Funktionsanalyse, aus der hervorgeht, ob es sich um Schuld aufgrund eines schädigenden Verhaltens handelt oder vielmehr um eine Form von destruktiver Selbstkritik. Da Selbstkritik häufig in Form von Scham- und Schuldgefühlen auftritt, soll sie im nächsten Abschnitt eigens genauer beleuchtet werden.

3.3.6 Entwertende Selbstkritik

Entwertende Selbstkritik ist mit einer ganzen Reihe psychischer Störungen assoziiert. Gilbert & Irons (2005) fanden so bei psychotischen Klienten aus westlichen Industrienationen 70 % feindselige und selbstkritische Stimmen bei ihren akustischen Halluzinationen. Gilbert und sein Team zeigten auch, dass Selbstkritik ganz unterschiedliche Formen und Funktionen haben kann (Gilbert et al. 2004). Im klinischen Alltag ist jene Selbstkritik zu beachten, die mit Selbsthass einhergeht, und zu unterscheiden von solcher, die einhergeht mit Enttäuschung und Unterlegenheitsgefühlen. Besonders Selbsthass tritt häufig bei Klienten auf, die in ihrer Vergangenheit misshandelt worden sind (Gilbert 2009).

Nicht jede Form von Selbstkritik macht krank. Auch im Zusammenhang mit selbstkritischen Gedanken gilt, dass nicht so sehr der kognitive Inhalt, sondern vielmehr die begleitenden Emotionen wie Verachtung oder Wut sich auf die psychische Gesundheit auswirken.

Die CFT betrachtet Selbstkritik, die häufig mit Schuldgefühlen einhergeht, auch als eine mögliche Sicherheitsstrategie. Hierbei ist wichtig, die Zusammenhänge von Selbstkritik, Schuld und Ohnmachtsgefühlen zu betrachten. Diese werden leicht nachvollziehbar anhand des Beispiels der in Therapien häufig zu begegnenden selbstkritischen Schuldbereitschaft bei Opfern von Missbrauch oder Misshandlungen in ihrer Kindheit. Es ist ein Hauptanliegen jedes Kindes, sich in seinem Umfeld sicher fühlen zu können. Im Umgang mit aggressiven unberechenbaren Eltern beginnen Kinder, wie um einen schlafenden Tiger herumzuschleichen (Gilbert 2009). Mit größter Aufmerksamkeit beobachten sie jeden ihrer Schritte, um „den Tiger" bloß ja nicht zu wecken. Da dabei das eigene Verhalten noch die einzige Quelle von Kontrolle und Schutz bleibt, erfolgt kritische Selbstbeschuldigung jedes Mal, wenn „der Tiger" ungewollt und trotz größter Sorgfalt dennoch geweckt wurde. Durch Konditionierung entwickeln sich Selbstkritik und Selbstbeschuldigung begleitet von überwachsamer Selbstbeobachtung zu Bestandteilen schmerzhafter Muster, die Klienten unaufgedeckt plagen und ihre Beziehungen sehr stören können. Für gewisse Klienten, wenn nicht für uns alle, scheint es schlicht einfacher, Schuldgefühle anstatt Ohnmachtsgefühle auszuhalten. Da selbst ihr Gefühl der Kontrolle einhergehend mit ihrer selbstkritischen Betrachtung lediglich eine Illusion ist, scheint sie weniger qualvoll als das Gefühl des Ausgeliefertseins und der Machtlosigkeit. Die CFT betont die Wichtigkeit in solchen Fällen, in der Therapie zu klären, dass Schuldgefühle und das kritische Selbstbild das Resultat einer Sicherheitsstrategie und eine mögliche Vermeidung von Scham sind und nichts aussagen über die Eigenschaften des Klienten als Menschen. Wie wir im nächsten Teil sehen werden, ist in der CFT der Aufbau eines mitfühlenden, wohlwollenden und starken Selbst bei der Arbeit mit Selbstkritik und Schuldgefühlen von zentraler Bedeutung.

3.3.7 Die klinische Arbeit mit ausgeprägter Selbstkritik

Bei der klinischen Arbeit mit Selbstkritik kann es hilfreich sein, diese als einen Persönlichkeitsanteil neben anderen auszumachen wie beispielsweise einem ängstlichen oder einem fleißigen Teil. Vergleichbar wie im Folgenden die Arbeit mit Selbstkritik beleuchtet wird, kann auch mit Scham oder Schuld gearbeitet werden.

Wir können Klienten bitten, dem Kritiker eine Gestalt und einen Ausdruck zu verleihen und ihn im Raum zu platzieren. Durch eine Reihe von Fragen kann der Klient den Kritiker auf neue, oft bewusstere Weise kennenlernen und später aus einer mitfühlenden Mitte heraus aus einer ganz neuen Perspektive erfahren. Fragen, um den Kritiker besser kennenzulernen, könnten lauten:

- Wie sieht Ihr kritischer Anteil aus und wie groß ist er?
- Welche Emotionen bringt Ihnen dieser Anteil entgegen?
- Was sagt er zu Ihnen, und was beabsichtigt und will er?
- Wie genau spricht der Kritiker mit Ihnen? Erinnert Sie seine Stimme und seine Art an jemanden?
- Was löst der Kritiker bei Ihnen aus?
- Wie lange ist dieser Anteil schon bei Ihnen, und was war wohl seine ursprüngliche Absicht und Funktion?
- Wann und in welcher Situation hat er angefangen, harsch zu werden und Ihr Selbst anzugreifen?
- Was würde passieren oder wäre Ihre größte Befürchtung, wenn der Kritiker sich auflösen oder verschwinden würde?

Wenn Klienten sich fragen, was die ursprüngliche Funktion ihres Kritikers war, mildert sich häufig ihre einseitige negative Sichtweise und sie erkennen eine ursprünglich schützende, motivierende und förderliche Absicht. Umso verständlicher werden dann auch ihre Befürchtungen, was alles geschehen könnte, wenn sie ihren Kritiker aufgeben würden. Typische und gleichsam erstaunliche Antworten lauten:

- Ich würde selbstgefällig auseinanderbrechen, faul, hemmungslos und Fehlern gegenüber so gleichgültig werden, dass meine Existenz in dieser Gesellschaft ernsthaft gefährdet würde.
- Ich wäre zu nichts mehr zu gebrauchen, und man könnte mich unmöglich noch mögen.

Da Selbstkritik stark verwoben ist mit Sicherheitsstrategien, kann es in der CFT nicht darum gehen, diese abzubauen. Vielmehr werden solche, im klinischen Alltag häufig anzutreffenden Befürchtungen aufgefangen, indem Klienten angeboten wird, an einer neuen mitfühlenden Möglichkeit der Selbstkorrektur zu arbeiten. Mit anderen Worten: dort anzusetzen, wo Selbstkritik begonnen hat, destruktiv zu werden und sie durch Mitgefühl in eine konstruktive und wirklich hilfreiche Art der Selbstkorrektur umzuwandeln. Die Selbstkorrektur geschieht dann nicht länger aus der Aktivierung des Alarm- und Selbstschutzsystems, sondern aus einer inneren Stärke und Sicherheit heraus. Oft hilft es Klienten, zu fragen, wie sie es am hilfreichsten fänden, mit einer Person zu sprechen, die sie sehr gerne haben und die an ihrer Stelle wäre. Oder man kann nach ihrer Meinung fragen, auf welche Weise und mit welcher Klangfarbe in seiner Stimme ein Lehrer am besten seine Schüler korrigieren sollte. Oft merken Klienten, wie viel mitfühlender sie mit anderen sind als mit sich selbst.

Es ist wichtig, in der Therapie zu verstehen, in welchem Zusammenhang, aufgrund welcher Bedrohungen und wie genau der Kritiker begann, sich zum Negativen zu wandeln und giftig für das Selbst zu werden. Die Entwicklung des Kritikers und seiner Beziehung zum Selbst gut zu kennen und zu verstehen, kann überleiten in eine mitfühlende, annehmende Betrachtungsweise des Selbst und später sogar auch des Kritikers.

In den Kapiteln 4 und 9 werden wir genauer betrachten, wie in der CFT beim Aufbau des mitfühlenden Selbst gearbeitet wird. Hier bleibt seine Wichtigkeit als ausgleichende Kraft im Hinblick auf den Kritiker zu betonen, aber auch gegenüber Scham und Schuld. Für das Gelingen der Arbeit gerade mit diesen schwierigen Emotionen ist es für Klienten hilfreich, eine starke, mutige und annehmende Seite aufzubauen und diese als mitfühlendes Selbst zu festigen.

3.4 Die Natur von Mitgefühl: Der Lotus im Sumpf

Es gibt eine Redewendung, die besagt, dass es unsere Tränen sind, die den Lotus des Mitgefühls bewässern, ihm Leben einhauchen, ihn aus dem Sumpf des Leidens herauswachsen und schließlich erblühen lassen.

> „Während dein Leben entschwindet wie die sinkende Sonne, senkt sich der Tod herab wie die länger werdenden Schatten des Abends.“ *(Patrul Rinpoche, zitiert von Ricard 2009, 326)*

Sämtliche Weisheitstraditionen bieten dem Menschen, neben gewiss vielem anderen, stärkende Gedanken und Übungen angesichts leidvoller schwieriger Lebenserfahrungen. Die meisten darunter betonen die heilsame Kraft eines stabilen Mitgefühls im Umgang mit Schmerzen. Mystiker sämtlicher Schulen nutzen manchmal noch heute die Erfahrung, dass man durch eine mitfühlend mutige Bereitschaft gestärkt aus den Leiden hervorgehen kann. Diesem Wissen folgend und Befreiung von Leiden suchend versuchten Mystiker aus verschiedenen Kulturen und Schulen wie Saddhus, Derwische, christliche Wüstenväter oder der christliche Mystiker Johannes vom Kreuz mit seiner berühmten *dunklen Nacht der Seele* sowie viele buddhistische Gelehrte über die Jahrhunderte immer wieder, schmerzhafte Grenzsituationen für ihr spirituelles Wachstum zu nutzen. Lassen Sie uns in diesem Kapitel die faszinierende vielschichtige Natur von Mitgefühl genauer untersuchen und betrachten, wie dieses ähnlich dem prächtigen Lotus, der aus dem Sumpf hervorgeht, aus Leiden wachsen kann.

3.4.1 Definitionen von Mitgefühl

Da es keine allgemeingültige Definition von Mitgefühl gibt, ist es sinnvoll, ein paar unterschiedliche miteinander zu vergleichen.

Zunächst ein kurzer Blick hin zur Bedeutung der deutschen Worte *Mitgefühl* und *mitfühlen*. Im Vergleich zum Englischen *compassion* ist es leichter verständlich und sein Sinn ergibt sich einfach aus dem Wort selbst. Schaut man im Duden nach, findet man nicht viel mehr als *Anteilnahme am Leid, an der Not o. Ä. anderer*. *Compassion* dagegen stammt aus dem Lateinischen *compati,* das *to suffer with* und auf Deutsch *mitleiden* bedeutet. So einfach definiert klingt es zwar, als ob Mitfühlen etwas Tugendhaftes ist, aber es bleibt offen, was die heilsamen, bestärkenden und therapeutischen Qualitäten an ihm sein sollen.

Für Matthieu Ricard, der als buddhistischer Lehrer, begabter Fotograf sowie als der „glücklichste Mensch der Welt“ populär geworden ist, bedeutet Mitgefühl der tiefgefühlte Wunsch im Herzen, dass andere frei von Leiden und von seinen Ursachen sein mögen, blühen und Glück empfinden können (Ricard 2009). Diese Definition drückt auf einfachste und knappste Weise aus, wie im Buddhismus Mitgefühl definiert wird. Sie beinhaltet neben der Offenheit für Leiden und der Stärke, sich von ihm berühren zu lassen, eine sehr wichtige zweite Komponente. Dem Gewahrsein des Leidens wird stets der aufrichtige und herzliche Wunsch angefügt, dass die Betroffenen frei von Leiden sein mögen. Dabei ist die schützende

Wirkung dieses tiefen Wunsches besonders wichtig, die uns davor bewahrt, vom Leiden überflutet zu werden. Ergänzend kann der Definition Ricards angefügt werden, dass im buddhistischen Geistestraining der Wunsch nach Befreiung von Leiden selbstverständlich auch auf die eigene Person bezogen werden soll.

Christina Feldman, u.a. seit 1976 Meditationslehrerin an der Insight Meditation Society (IMS, Barre, MA) und geschätzt auch in psychotherapeutischen Kreisen für ihr Engagement im Dialog zwischen Kognitiven Verhaltenstherapien und buddhistischer Übungspraxis, definiert Mitgefühl zusammen mit ihrem Koautor Wilhelm Kuyken folgendermaßen:

- Mitgefühl ist die mehrfach strukturierte Antwort auf Schmerzen, Sorgen und Qualen. Es beinhaltet Freundlichkeit, Empathie, Großzügigkeit und Akzeptanz. Die Fäden von Mut, Toleranz, Gleichmut sind gleichmäßig ins Tuch von Mitgefühl verwoben. Im Wesentlichen ist Mitgefühl die Kapazität, sich gegenüber Schmerzen zu öffnen und Linderung anzustreben und zu wünschen.
- Mitgefühl ist die Anerkennung, dass nicht jeder Schmerz repariert oder gelöst werden kann, aber jedes Leiden leichter wird in einem mitfühlenden Umfeld.“ *(Feldman & Kuyken 2011, 144)*

Der Psychologe, beliebte und sehr erfahrene buddhistische Lehrer und Autor, Jack Kornfield, formuliert es mit diesen Worten:

> „Mitgefühl ist die Antwort des Herzens auf den Schmerz. Wir haben Anteil an der Schönheit des Lebens und am Ozean der Tränen. Das Leiden am Leben ist Teil unseres Herzens sowie Teil dessen, was uns miteinander verbindet. Es trägt eine Zärtlichkeit in sich, ein Mitgefühl und Wohlwollen, das alle Dinge umfängt und jedes Wesen berühren kann.“ *(Kornfield, zitiert auf ZenTao Blog 2013)*

Als letztes soll Kristin Neffs (2012) Definition von Mitgefühl und spezifisch Selbstmitgefühl betrachtet werden. Sie nimmt folgende drei Dimensionen in den Fokus:

- **Freundlichkeit**: Das Verständnis für die eigenen Schwierigkeiten und vielmehr Freundlichkeit und Wärme im Angesicht von Fehlern, Scheitern und Rückschlägen statt harsche Verurteilung und Selbstkritik.
- **Mitmenschlichkeit**: Die eigenen Erfahrungen mehr als Teil menschlicher Bedingungen sehen anstatt als persönliche, isolierende und beschämende Eigenschaften.

- **Achtsame Akzeptanz**: Das Gewahrsein und die Akzeptanz von schmerzvollen Gedanken und Gefühlen anstatt Identifikation mit ihnen.

3.4.2 Die Psychologien des Mitgefühls in der CFT

In der CFT wird unterschieden zwischen der Psychologie der *Mitgefühlseigenschaften* und der Psychologie von *Mitgefühlsfertigkeiten*, auch Skills genannt. Die Eigenschaften motivieren, sich für das eigene Leiden sowie das von anderen auf eine engagierte Weise zu öffnen. Das schließt mit ein, die Gründe hinter schmerzhaften Erfahrungen auf nicht-verurteilende Weise verstehen zu wollen. Bei den Fertigkeiten geht es um den ganz konkreten hilfreichen Umgang, um Leiden zu lindern und ihm vorzubeugen.

Gilbert verwendet zur Darstellung dieser beiden Psychologien einen inneren Kreis mit den Eigenschaften und einen äußeren Kreis um die Attribute herum, die das Training der Skills enthalten (Abb. 5). Zum inneren Kreis gehören die weiter unten genauer beschriebenen Eigenschaften wie Sensibilität, Achtsamkeit, Empathie, Stresstoleranz, Weisheit, Mut und Fürsorglichkeit. Zum äußeren Kreis zählen die mitfühlende Aufmerksamkeit, mitfühlende Vorstellungskraft, mitfühlende Emotionen, mitfühlendes Denken, mitfühlendes körperliches Gewahrsein und mitfühlendes Verhalten.

Gilbert weist darauf hin, wie wichtig das Zusammenspiel beider Mitgefühlspsychologien ist. Ohne mitfühlende Eigenschaften als Basis fällt das entsprechende Engagement irgendwann als leere Hülse in sich zusammen. Auf der anderen Seite kann das durch mitfühlende Eigenschaften unterstützte Öffnen, Verstehen und Tolerieren von Leiden ohne Möglichkeiten eines konkreten Engagements zur Linderung auf Dauer schlicht unerträglich werden.

Die beiden Psychologien entwickeln sich am besten aus einem wechselseitigen Prozess heraus. Dieser ist wiederum geknüpft an die Aktivierung des Beruhigungs- und Fürsorgesystems, das soziales Engagement und Verantwortungsbewusstsein hervorbringen kann. Das folgende Beispiel in Anlehnung an Gilbert (Gilbert 2013) soll die Unterschiede zwischen dem inneren und äußeren Kreis weiter verdeutlichen.

Dazu können wir uns eine Ärztin vorstellen, die gerade beginnt, sich um einen verletzten Patienten zu kümmern. Zuerst wird sie ihre Aufmerksamkeit auf die Verletzung lenken, nachfragen, was genau geschehen ist und die Verletzung sorgfältig untersuchen, um eine Diagnose stellen zu können.

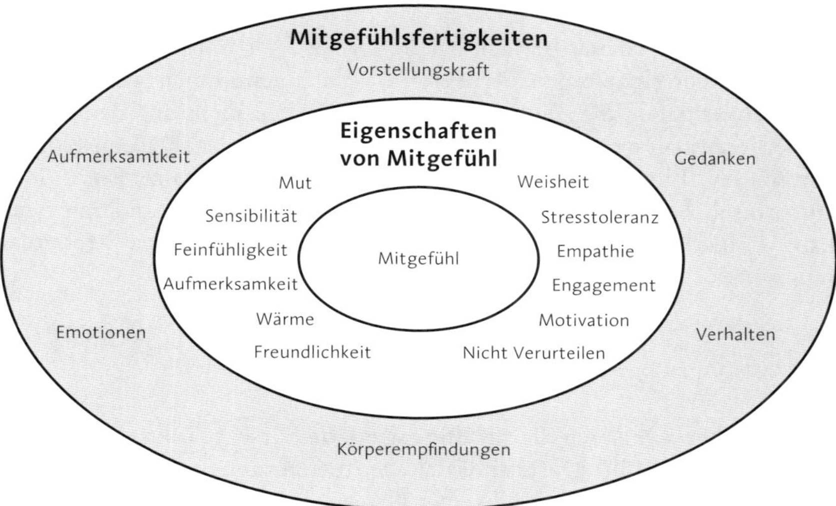

Abb. 5: Mitgefühlseigenschaften und -Fertigkeiten (Gilbert 2009)

Damit alleine wäre dem Patienten jedoch noch nicht geholfen. In einem zweiten Schritt wird die Ärztin ihre Aufmerksamkeit der Behandlung des Patienten widmen und konkrete Maßnahmen einleiten, um ihm zu helfen, ihn möglichst zu heilen und Schmerzfreiheit zu gewähren. Im ersten Teil helfen ihr beim Stellen der Diagnose die Eigenschaften von Mitgefühl, später die Fertigkeiten, das Richtige zur Linderung oder Heilung zu tun. Würde die Ärztin nur den einen Teil machen, könnte man sie schlecht als eine mitfühlende Ärztin bezeichnen.

3.4.3 Eigenschaften von Mitgefühl

„Mitgefühl ist nicht töricht. Es sorgt nicht einfach dafür, dass andere bekommen, was sie haben wollen. Im Mitgefühl gibt es ein klares Ja, aber ebenso ein klares Nein, das vom selben Mut des Herzens getragen wird. Nein zu Missbrauch, Rassismus und Gewalt – auf individueller wie auf globaler Ebene. Doch dieses Nein kommt nicht aus dem Gefühl des Hasses, sondern aus einer unerschütterlichen Fürsorge heraus. Buddhisten nennen dies das ‚scharfe Schwert' des Mitgefühls." *(Kornfield 2008, 53)*

Im Folgenden werden wir die erste Mitgefühlspsychologie, diejenige der Eigenschaften, genauer betrachten. In der CFT als unerlässlich erachtet sollen sie hier einzeln genauer unter die Lupe genommen werden. Gilbert betont dabei, die Tendenz der Eigenschaften nicht aus den Augen zu verlieren, zusammen in Erscheinung zu treten und sich gegenseitig zu stimulieren. Einerseits hilft so beispielsweise Stresstoleranz, Emotionen empathisch halten und explorieren zu können. Auf der anderen Seite kann Empathie genauso förderlich für die Entwicklung von Stresstoleranz sein.

Motivation

Als erstes betrachten wir die auf eine engagierte Fürsorge fokussierte Motivation von Mitgefühl. Die grundsätzliche Ausrichtung unserer Motivation auf Befreiung von Leiden und seiner Ursachen ist Bedingung, um sämtliche weiteren anderen, unten beschriebenen Eigenschaften von Mitgefühl zu wecken und lebendig in Erscheinung treten zu lassen. Welchen Sinn würde es machen, dem Leiden einer Person Aufmerksamkeit zu schenken ohne eine tiefe fürsorgliche Motivation dahinter? Um eine fürsorgliche Motivation zu stärken, lehnt sich Gilbert gerne an das Ideal des Bodhisattvas an. Dieser Begriff stammt aus dem Sanskrit und bezeichnet ein Wesen, das sich zum Wohle aller Wesen dem eigenen Erwachen widmet. Dahinter liegt die Sichtweise, dass unser eigenes Glück untrennbar mit dem Glück und Wohlbefinden aller anderen Wesen verknüpft ist. Als Inspiration für die motivationale Ausrichtung unseres Herzens möge das folgende Bodhisattva-Gelübde des Dalai Lama dienen.

> „Möge ich ein Schützer sein für alle, die Schutz benötigen,
> ein Begleiter für alle, die auf dem Weg sind,
> ein Boot, ein Floß, eine Brücke für alle, welche Wasser überqueren wollen.
> Möge ich eine Lampe in der Dunkelheit sein,
> ein Ruheplatz für die Geschwächten,
> heilsame Arznei für jene, die ihrer bedürfen.
> Möge ich Füllhorn sein und Wunderbaum.
> Möge ich der grenzenlosen Vielfalt aller lebenden Wesen Unterhalt und Befreiung bringen, unerschütterlich wie Himmel und Erde, bis alle Wesen frei sind von Leid und Erleuchtung gefunden haben.“
> *(Kornfield 2008, 497)*

Sensibilität und Achtsamkeit

> „Das Leben im Hier und Jetzt erfordert Übung:
> Damit man nicht mehr sieht, als es zu sehen gibt,
> nicht mehr hört, als es zu hören gibt,
> nicht mehr empfindet, als es zu empfinden gibt,
> nicht mehr denkt, als es zu denken gibt,
> dann hat das Leiden ein Ende.“
> *(Buddha, zitiert aus Kornfield 2006, 183)*

Hier geht es darum, die gegenwärtigen Erfahrungen von Moment zu Moment auf offene, nicht verurteilende Weise wahrnehmen zu können, ohne sie verleugnen oder vermeiden zu müssen. Achtsamkeit ist der Kern dieser Sensibilität und lässt uns in Berührung mit dem inneren und äußeren Fluss unserer Erfahrungen bringen. Verbindungen von Gedanken, Gefühlen, Körperwahrnehmungen und Verhalten können sich so verdeutlichen. Es liegt auf der Hand, dass das für Personen wie auch Klienten in widrigen Lebensumständen eine große Herausforderung sein kann. Ohne fürsorgliches Engagement bleibt diese Sensibilität für das eigene Erleben und dasjenige unserer Mitmenschen häufig verschlossen. Auch Blockaden durch Schamgefühle gegenüber eigenen starken Emotionen und Verhaltensweisen wie in Kapitel 3.3 beschrieben gilt es, zu erkennen und mit offener, fürsorglicher Bereitschaft anzunehmen.

Empathie

> „Empathie ist unsere Fähigkeit, die Gefühle, Motivationen und Intentionen von anderen Menschen zu verstehen und gefühlsmäßig zu erkennen.“ *(Gilbert 2013, 111)*

Über Empathie wurde in den letzten 60 Jahren sehr viel akademische Literatur publiziert, die philosophische, juristische, psychologische, neurowissenschaftliche, evolutions- und sozialwissenschaftliche Aspekte mitberücksichtigt. (Eine Sammlung der Literatur und Forschungsartikel über Empathie findet man auf der Online-Datenbank *questia.com.*) Gestützt auf diese Literatur hat die CFT eine Sichtweise über Empathie hervorgebracht, die für die praktische therapeutische Arbeit mit Klienten hilfreich ist (Gilbert 2013). Zunächst wird in der CFT zwischen *Empathie* und *Sympathie* unterschieden. Unter Sympathie versteht man dabei die unmittelbare und automatische Resonanz mit den Gefühlen des Gegenübers, während

Empathie zudem mit Verständnis und Einsicht für die Hintergründe der Gefühle verbunden ist (Gilbert 2013). Während Sympathie uns beispielsweise sehen lässt, *dass* jemand traurig ist, lässt uns Empathie versuchen, zu verstehen, *warum* diese Person traurig ist.

Empathie spielt im therapeutischen Prozess eine wichtige Rolle. Sie ermöglicht, dass Therapeuten verstehen können, was in Klienten vorgeht und dass sie diese das auch spüren lassen können. Sie sorgt dafür, dass Klienten sich verstanden fühlen und adäquat auf sie eingegangen werden kann.

Empathie steht mit unserer Fähigkeit in Verbindung, die eigenen Gefühle, Absichten und Wünsche wahrnehmen zu können. Sie ist dadurch wiederum mit Achtsamkeit und Sensibilität verbunden. Genauso bedingt aber Empathie auch die Fertigkeit, das eigene Erleben von dem anderer Menschen klar unterscheiden zu können. Erst diese deutliche Unterscheidung erlaubt es uns, uns in jemand anderen hineinzuversetzen.

Stresstoleranz

> „Schrei laut! Sei deinem Schmerz gegenüber nicht stumpf und still. Klage! Und lass die Milch des Liebens in dich einströmen.“ *(Rumi 2004, 156)*

Die Möglichkeiten, mit der persönlichen Belastung umzugehen, die mit dem Einstimmen auf schmerzhafte eigene oder fremde Gefühle einhergeht, ist entscheidend dafür, wie viel empathisches Engagement wir entwickeln können. Sie beeinflussen, ob wir uns mit Mitgefühl für uns sowie für andere engagieren können oder ob wir uns vermeidend oder (selbst-)verurteilend von dieser Belastung abwenden.

Leute, die sich angesichts von Belastungen und Schmerzen rasch emotionell überschwemmt fühlen, tendieren verständlicherweise dazu, sich davon abzuwenden. Sie verfügen in diesem Sinne über weniger eigene Stresstoleranz und unternehmen die vielfältigsten, manchmal originellsten, aber auch traurigsten Aktionen, um ihre Gefühle zu meiden. In gewissen Situationen kann solches Vermeidungsverhalten der adäquateste Schutz sein. Beim Entwickeln von Empathie und Mitgefühl ist es aber nicht hilfreich. Die CFT unterstützt Klienten mit allem, was ihnen hilft, ihre Stresstoleranz zu erweitern. Sie betont die Wichtigkeit von Wohlwollen, Geduld und Mut als förderliche Qualitäten für das Wachstum von Stresstoleranz im Gegensatz zu strenger Selbstkritik und Scham.

Weisheit

Dem in den 1950er Jahren erfolgreichen argentinischen Golfspieler Roberto De Vicenzo soll folgende Geschichte widerfahren sein:

Nach einem Turniersieg nahm er vor laufenden Kameras als Preis einen Scheck in Empfang und zog sich schließlich im Clubhaus zurück und begab sich bald auf den Nachhauseweg. Auf dem Parkplatz bei seinem Auto sprach ihn eine junge Frau an, gratulierte ihm zum Sieg und klagte dann über ihr todkrankes Kind. De Vicenzo war so berührt von der Geschichte des Kindes und der Frau, dass er ihr den Scheck überschrieb und in die Hand drückte.

Die Woche darauf beim Mittagessen im Golfclub setzte sich ein Club-Angestellter an seinen Tisch und meinte, es sei ihm zu Ohren gekommen, dass er nach dem Turnier von dieser Frau mit dem kranken Kind angesprochen worden sei. „Es gibt eine Neuigkeit", meinte der Angestellte, „diese Frau ist bekannt und eine Betrügerin, sie ist weder verheiratet, noch hat sie ein krankes Kind! Sie hat Sie hinters Licht geführt!"

„Sie sagen mir, dass es dieses kranke Baby gar nicht gibt?", sagte De Vicenzo. „Genau, so ist es!" „Das ist die beste Nachricht, die ich diese Woche erhalten habe!", meinte darauf De Vicenzo (nacherzählt aus Kornfield 2006).

Der Weisheitsaspekt von Mitgefühl schließt gemäß der CFT verschiedene wichtige Faktoren mit ein. Zunächst das Wissen und Verständnis um die in Kapitel 2.3.1 beschriebenen „Vier Edlen Wahrheiten" über die Realität des Leidens. Bei diesen geht es kurz zusammengefasst um die Anerkennung, dass das Leben uns früher oder später alle mit schmerzlichen Herausforderungen wie Verlusten, Enttäuschungen, Krankheiten und der Realität unseres Todes konfrontiert. Zudem sind wir, wie in den Kapiteln 3.1 und 3.2 beschrieben, mit einem durch die Evolution geformten hoch komplizierten Gehirn ausgestattet, das unsere Emotionsregulierung und unser Verhalten mitbestimmt. Unser komplex aufgebautes Gehirn konfrontiert uns tückischerweise mit schmerzhaften inneren Erfahrungen und kann daraus heraus leicht zu verletzendem Verhalten führen. Ein weises, nicht verurteilendes Verständnis für unser kompliziertes Gehirn hilft, eine mitfühlende Selbstsicht und Beurteilung anderer zu entwickeln. Buddha selbst, zutiefst berührt vom Leid, dem er auf der Welt begegnete, entwickelte einen Pfad zur Linderung und schließlich Befreiung des Leidens. Die Kultivierung von Mitgefühl ist auf diesem Pfad zentral.

Eine weitere wichtige Aufgabe des Weisheitsaspekts im Mitgefühl ist der Schutz davor, sich dazu hinreißen zu lassen, etwas darstellen zu müssen oder etwas können zu sollen, das noch nicht möglich ist. Gerade zu

Beginn der Arbeit mit Mitgefühl besteht ohne eine weise Selbstbeurteilung die Gefahr, durch hohe kontraproduktive Selbstansprüche unter enormen Druck zu geraten.

Mut und Autorität

> „Garantierte Sicherheit ist ein Aberglaube.
> Es gibt sie weder in der Natur noch in irgendeiner Kultur.
> Letzten Endes ist es genauso gefährlich, der Gefahr grundsätzlich auszuweichen, als sich ihr grundsätzlich auszusetzen.
> Das Leben ist entweder ein gewagtes Abenteuer
> oder gar nichts.“ *(Helen Keller, zitiert aus Kornfield 2006, 166)*

Mut und Autorität sind die von vielen Leuten am wenigsten erwarteten Eigenschaften von Mitgefühl. In der CFT sind diese beiden aber unentbehrlich im Verständnis von Mitgefühl. In der CFT wird das mitfühlende Selbst als eine innere Autorität betrachtet, weil es mit Mut und Weisheit in der Lage ist, sich schwierigen schmerzhaften Begebenheiten zu stellen und mit ihnen umzugehen. Keineswegs ist Mitgefühl schwach, es beinhaltet Stärke und Vertrauen (Gilbert 2013). Es soll unerschrocken bleiben gegenüber beispielsweise einem entwertenden oder auch ängstlichen Persönlichkeitsanteil. Mühsame Muster, über die wir regelmäßig stolpern und die uns so oft in unnötige Schwierigkeiten hineingeraten lassen, laufen häufig mit einer hohen inneren Wucht und Geschwindigkeit ab. Mit einer alleinigen verständnisvollen, freundlich-annehmenden Haltung ihnen gegenüber fehlt das bestimmte kraftvolle und mutige Element für eine Veränderung.

Wärme und Freundlichkeit

> „Unser größter Schutz im Leben ist die Herzensgüte.“
> *(Buddha, zitiert aus Kornfield 2006, 73)*

Hierbei geht es weniger darum, immer „nett“ zu sein als um eine tiefe grundsätzliche Haltung, die vom Wunsch gefärbt ist, hilfreich zu sein und Leiden zu lindern. Es dreht sich viel eher um diese Motivation als um das Ergebnis eines erwarteten guten Gefühls. Dieses braucht vielleicht mehr Zeit, um sich entwickeln zu können und kommt erst allmählich. Freundlichkeit ist in der buddhistischen Geistesschulung eine derart wichtige Qualität, dass sie in den Übungen der „Vier Unermesslichen“ kontempliert wird. Wie das genau gemacht wird und für die CFT adapiert werden kann, ist in Kapitel 9 dargestellt.

3.4.4 Mitgefühlsfertigkeiten

Der folgende Abschnitt ist der zweiten Mitgefühlspsychologie gewidmet. Bei dieser sollen die einzelnen Ebenen, von welchen praktisches Engagement zur Linderung und Prävention von Leiden ausgehen kann, genauer betrachtet werden. Genauso wie die Mitgefühlseigenschaften treten auch die Fertigkeiten viel häufiger gemeinsam in Erscheinung als einzeln, wie sie hier beschrieben werden. So kann die Vorstellung eines mitfühlenden Wesens beispielsweise mitfühlende Gefühle wecken. Mitfühlende Gedanken können zu mitfühlendem Verhalten führen.

Mitfühlende Aufmerksamkeit

> „Nur ein achtsames aufgeschlossenes Herz kann die Welt verändern."
> *(Chögyam Trungpa, zitiert aus Kornfield 2006, 108)*

Unter einer mitfühlenden Aufmerksamkeit wird in der CFT die Möglichkeit verstanden, unsere Aufmerksamkeit auf das, was hilfreich und heilsam ist, auszurichten. Wenn wir uns noch einmal die Ärztin vor Augen führen, die sich um den verletzten Patienten kümmert, wäre es zwar möglich jedoch alles andere als hilfreich für den Patienten, wenn sie während der Untersuchung ihre Aufmerksamkeit anstatt auf ihn auf ihre noch zu bearbeitende Administration verschieben würde. Es geht darum, dass es wichtig ist, sorgfältig darauf zu achten, worauf wir unsere Aufmerksamkeit ausrichten. Eine mitfühlende Aufmerksamkeit ist stets engagiert und geht einher mit wohlwollenden Wünschen.

Mitfühlende Vorstellungskraft

> „Ich bin größer und besser, als ich gedacht hätte.
> Ich hatte keine Ahnung, dass sich so viel Güte in mir birgt."
> *(Walt Whitman, zitiert aus Kornfield 2006, 122)*

Es ist wichtig, gut zu verstehen, dass es sich hierbei nicht darum handelt, sich einfach schöne Bilder vorzustellen. Die Gründe, warum eine ganze

Reihe von Psychotherapieschulen mit der kraftvollen Möglichkeit von Imaginationen arbeitet, sind vielmehr die ganzheitlichen verändernden Auswirkungen auf Stimmung, Gefühle und Körper, inklusive deren physiologischen und hormonellen Auswirkungen. In der CFT wird v. a. mit Visualisierungen von mitfühlenden Wesen, Symbolen u. Ä. gearbeitet, die Klienten unterstützen und dazu anregen, Mitgefühl aufkommen zu lassen. In Kapitel 9 werden Übungen vorgestellt, wie konkret mit Visualisierungen in der CFT gearbeitet werden kann.

Mitfühlende Emotionen

> „Herzensgüte erfreut und erquickt die Wesen sonnengleich.
> Sie ist so erhebend schön wie ein Regenbogen.“
> *(Tarthang Tulku, zitiert von Kornfield 2006, 109)*

Hier geht es im Wesentlichen um den die mitfühlende Handlung begleitenden, aufrichtigen und tief im Herzen gefühlten Wunsch nach Linderung von Leiden. Dieser Wunsch wird von warmen, zugeneigten, freudigen Gefühlen begleitet. Diese Gefühle fließen in unser Verhalten ein. Wir bringen und teilen sie schließlich in unseren sozialen Kontakten. Das buddhistische Geistestraining bietet zur Kultivierung mitfühlender Emotionen mit den „Vier Unermesslichen“ ein dafür eigens zugeschnittenes Training an. Dieses wird in Kapitel 9 ebenfalls noch genauer erläutert. Vereinfacht und auf praktische Weise ausgedrückt wird sowohl in formalen Übungen wie auch in alltäglichen sozialen Begegnungen geübt, die Wünsche für andere auf ihr langfristiges Wohl auszurichten. Es gehört zur Übung, diese auch auf die eigene Person zu beziehen und mitfühlende Emotionen für sich selbst zu wecken.

Hier als Anregung eine mögliche Formulierung der Herzenswünsche von Kornfield (2006). Wie gesagt, können sie auf beliebige und beliebig viele Wesen bezogen werden:

- Möge ich von Herzensgüte erfüllt sein.
- Möge ich inneren und äußeren Gefahren trotzen.
- Möge ich körperlich und seelisch gesund sein.
- Möge ich unbeschwert und glücklich sein.“ *(Kornfield 2006, 124)*

Mitfühlendes Denken

> „Mulla Nasrudin rannte eines Nachts aufgeregt durch die Straßen der Stadt und brüllte: ‚Diebe, Diebe in meinem Haus!' Als er sich beruhigt hatte, fragten ihn die Leute: ‚Hast du die Diebe gesehen?'
> ‚Nein.'
> ‚Und woher weißt du dann, dass bei dir ein Dieb ist?'
> ‚Weil ich denken kann, Ihr Idioten! Ich wachte auf und dachte über einen Traum nach, als mir einfiel, dass Diebe geräuschlos in Häuser einbrechen und auf leisen Sohlen umherschleichen. Da ich nichts hören konnte, schloss ich messerscharf, dass ein Dieb im Haus war!'"
> *(Fischer 1993, 100)*

Die Art und Weise, wie wir über Dinge nachdenken und welche Bedeutung wir ihnen beimessen, beeinflusst wesentlich, ob wir „Öl ins Feuer" unseres Bedrohungs- und Selbstschutzsystems gießen oder uns zu beruhigen lernen.

Um uns für mitfühlendes Denken entscheiden zu können, müssen wir lernen, zurückzutreten und den nötigen Abstand zu schaffen zu den oft turbulenten Aktivitäten unseres Geistes. Achtsames Beobachten schafft durch Entschleunigung die Wahlmöglichkeit, anstatt harschem selbstkritischem Denken vielmehr dem mitfühlenden zu folgen. Es gibt viele verschiedene Arten, mitfühlend zu denken. In der CFT fragen wir Klienten oft danach, wie ihre schwierigen Angelegenheiten aus ihrem besten Mitgefühl heraus aussehen würden und wie sie es aus ihrer größten Ruhe und Weisheit heraus betrachten und verstehen würden.

Mitfühlende Körperempfindungen

> „Unser Körper, unser Geist und unsere Sinnesorgane sind Quelle unserer lebendigen Energien, aber allzu oft werden diese Energien in Schmerz, Beschwerden und Unzufriedenheit gelenkt, die von innen her bewirken, dass sich unser Herz schließt und wir von anderen abgetrennt sind." *(Tarthang Tulku 2010, 76)*

Hierbei arbeitet die CFT mit dem Fokussieren auf die sensorisch-körperlichen Qualitäten von Mitgefühl. Diese können durch verschiedene Übungen auf einfache Weise stimuliert werden. In Kapitel 9 wird noch genauer erläutert, wie unter anderem durch das Finden einer mitfühlenden Körperhaltung, eines fürsorglichen Gesichtsausdrucks und warmen

Stimmklanges in der CFT mitfühlende Körperempfindungen geweckt werden. Zusätzlich arbeitet sie auch mit unserer Vorstellungskraft und einfachen Atemübungen. Die Stimulierung ventraler Äste des Vagusnervs bei all diesen Übungen zum Erzeugen mitfühlender Körperempfindungen geht einher mit der Aktivierung des Beruhigungs- und Fürsorgesystems.

Mitfühlendes Verhalten

> „Mitgefühl ist ein Tunwort."
> *(Thich Nhat Hanh, zitiert aus Kornfield 2006, 110)*

> „Mitfühlendes Verhalten heißt nicht, auf der Couch sitzend in den Fernseher zu gucken und Schokolade naschend dich zu beruhigen zu versuchen. Genauso wenig geht es um ein entspannendes warmes Bad."
> *(Gilbert 2013, 124)*

Es kann kaum genügend betont werden, dass mitfühlendes Verhalten nicht einfach mit nettem freundlichem Verhalten gleichgesetzt werden kann. Hier bestehen noch immer grobe Missverständnisse. Die CFT betrachtet im Zusammenhang mit mitfühlendem Verhalten vielmehr Mut als seine zentrale Qualität. Gilbert erinnert beispielsweise an Bilder von Feuerwehrmännern, die ihr Leben opferten, um das eines Neugeborenen zu retten. Auch in der Erziehung unserer Kinder wäre es kein Ausdruck von mitfühlendem Verhalten, ihnen stets freundlich zuzugestehen, was sie gerade tun möchten und sich wünschen. Mitfühlendes Verhalten orientiert sich an seinen langfristigen hilfreichen Auswirkungen und lässt sich nicht blenden durch kurzfristige Annehmlichkeiten. Nicht immer, wenn wir uns mitfühlend verhalten, kommen wir mit diesem bei anderen gut an. Es ist besser damit zu rechnen, dadurch auch Ärgerreaktionen bei anderen auszulösen. Wenn es jedoch bei der Wahl unseres Verhaltens alleine darum geht, von anderen gemocht und geliebt zu werden, ist unser Verhalten nicht von einer mitfühlenden Motivation getragen. Ein Verhalten ohne mitfühlende Absicht und Motivation kann kein mitfühlendes sein.

Im klinischen Setting bedeutet das, dass wir es unseren Klienten nicht immer nur leicht und angenehm machen oder sie in allem bestätigen können. Hier heißt mitfühlendes Verhalten auch, Klienten zu unterstützen, sich auf ihre unangenehmen Gefühle einzulassen, sich mit ihren Ängsten konfrontieren und diese tolerieren zu lernen, und das, was sie bisher tunlichst vermieden haben, gemeinsam zu betrachten. Das ist oft nicht einfach für Klienten. Das Wissen des Therapeuten, was langfristig das Leiden mildern kann, sein Mut und seine Bereitschaft, Klienten damit zu konfrontieren und sie in der Folge durch wichtige und schwierige Prozesse offenherzig zu begleiten, zeichnen sein mitfühlendes Verhalten aus.

3.5 Unterschiede zwischen Achtsamkeit und Mitgefühl

Achtsamkeit bedeutet, sich nach innen zu wenden und zu betrachten, was im gegenwärtigen Moment geschieht, ohne zu bewerten. Auf diese Weise können auch schwierige Emotionen als das betrachtet werden, was sie sind – ohne Unterdrückung oder Vermeidung und ohne Überidentifikation mit diesen. Eine wichtige zusätzliche Hilfe, damit das einfacher gelingen kann, ist ein warmer anerkennender und interessierter Blick auf dieses gegenwärtige Erleben. Einfach ausgedrückt könnte man das nichtbewertende Betrachten des gegenwärtigen Augenblicks als Achtsamkeit bezeichnen, während das Hinzufügen von wohlgesonnener Anerkennung und einer warmen Freundlichkeit für die Person selbst, die beobachtet, das Mitgefühl ist. Achtsamkeit ist eine Haltung gegenüber beobachtbaren gegenwärtigen Erfahrungen. Mitgefühl ist eine Haltung gegenüber dem Beobachter selbst. Es unterstützt diesen, sich auf seine Wahrnehmungen auf offenherzige Weise einlassen und sie zu einem guten Zeitpunkt auch wieder loslassen zu können. Achtsamkeit und Mitgefühl sind zwei verschiedene, sich ergänzende Prozesse, die auch assoziiert sind mit verschiedenen neurobiologischen Schaltkreisen.

3.6 Missverstandenes Mitgefühl

Christopher Germer, Psychotherapeut, Autor und Lehrer an der Harvard Medical School in Boston, berichtet, wenn er über Achtsamkeit Workshops leitet, dass die Teilnehmer zu etwa 60 % Frauen und zu 40 % Männer sind. Ganz anders sei die Verteilung bei Workshops über Mitgefühl, da kämen etwa 80 % Frauen, und nur 20 % der Teilnehmer seien Männer (Germer 2011). Die Vermutung besteht, dass hier hauptsächlich ein falsches Verständnis von Mitgefühl im Spiel ist. Dieses wird leider noch immer sehr häufig recht kurzsichtig allgemein als Schwäche, Weichheit, als

Mangel an Durchsetzungsvermögen oder sogar als feige Zurückhaltung abgetan. Außer gegebenenfalls als eine Form weiblicher sozialer Kompetenz scheint es einem keine besonderen Vorteile zu bringen – im Gegenteil scheint es einen in unserer Konkurrenzgesellschaft zu schwächen. Von Leuten in sozialen Berufen wie Therapeuten wird Mitgefühl noch oft fälschlicherweise angesehen als eine selbstverständlich gegebene Freundlichkeit, Wärme und Empathie gegenüber Klienten, „die man einfach hat, ohne sich darum kümmern zu müssen". Das ist eine grobe und gefährliche Unterschätzung, weil sie die menschliche Verletzbarkeit von Arbeitenden in helfenden Berufen nicht ernst nimmt.

Diese Sichtweisen haben nichts mit dem Mitgefühl zu tun, um das es in der CFT geht. Wie oben beschrieben, macht hier die Kraft, Stabilität und Fähigkeit des Therapeuten, sich offenherzig auf den Schmerz von Klienten einzulassen, sein Mitgefühl aus. Es geht um keine besonders weibliche Qualität. Um künftig v. a. auch mehr Männern die Vorteile von Mitgefühl schmackhaft machen zu können, ist es wichtig, die Vorurteile und damit einhergehenden Ängste gut zu kennen.

Im nächsten Abschnitt soll auf die Ängste vor Mitgefühl noch etwas genauer eingegangen werden.

3.7 Ängste vor Mitgefühl

Weil von Mitgefühl getragene Prozesse einhergehen mit einer Aktivierung des Beruhigungs- und Fürsorgesystems, leuchtet es ein, dass es sich um sehr ähnliche, teils dieselben Ängste und Blockaden handeln muss, denen wir bereits bei der Beschreibung des Beruhigungs- und Fürsorgesystems in Kapitel 3.2.3 begegnet sind.

Da Gilbert sich sehr für dieses Thema interessiert und zusammen mit seinem Team auch erforscht hat, können hier die für die Therapie relevanten Erkenntnisse kurz zusammengetragen werden:

Zunächst fanden Pauley und McPherson (2010) in ihren Untersuchungen von depressiven Menschen, dass viele der Studienteilnehmer nach Training des Selbstmitgefühls angaben, es nicht bloß nur schwierig zu finden, selbst-mitfühlend zu sein, sondern dass die Übungen genau das Gegenteil davon bei ihnen evozierten, nämlich starke Selbstkritik und Scham.

Um dieses Phänomen besser zu verstehen, führten Gilbert und sein Team weitere Untersuchungen durch. Aus diesen Untersuchungen ergaben sich die folgenden drei Formen von Ängsten vor Mitgefühl (Gilbert 2013):

- Die Angst davor, mitfühlend gegenüber anderen zu sein:
  - aus der Befürchtung, dann von anderen ausgenützt zu werden,
  - aus der Befürchtung, dass andere von einem abhängig werden könnten,
  - weil man die Belastung anderer nicht aushält.
- Die Angst davor, Mitgefühl von anderen zu empfangen:
  - weil man Angst hat, nicht die Wärme zu bekommen, die man sich ersehnt,
  - aus der Befürchtung heraus, dass Leute nur nett sind, weil sie etwas von einem wollen,
  - aus dem Gefühl heraus, es nicht zu verdienen.
- Die Angst davor, mitfühlend zu sich selbst zu sein:
  - wegen der Befürchtung, dadurch schwach zu werden,
  - wegen der Befürchtung, von Bitterkeit und Traurigkeit überschwemmt zu werden,
  - aus dem Gefühl heraus, es nicht zu verdienen,
  - aufgrund der Befürchtung, dadurch egoistisch zu sein und in der Folge nicht mehr geliebt zu werden.

Gilbert schloss aus diesen Forschungsresultaten, dass es für diese Leute sehr schwierig werden kann, sich in alltäglichen Situationen selbst beruhigen zu können. Bei fast permanent erhöhter Aktivität des Alarm- und Selbstschutzsystems und mit der Tendenz zu harter Selbstkritik leben Betroffene in einer andauernden kräftezehrenden inneren Dauer-Dysbalance. Die Ergebnisse bestätigten, dass Ängste vor Mitgefühl die Betroffenen anfälliger für depressive Erkrankungen und Angststörungen machen. Folgenden zwei wichtigen Phänomenen, die Ängste vor Mitgefühl oft begleiten, begegnen wir regelmäßig im Therapieraum:

- **Ängste vor Glücksgefühlen**: In Therapien berichten Klienten dann typischerweise davon, dass gerade wenn sich ein Schimmer eines Glücksgefühls auszubreiten beginnen möchte, störende absurde Gedanken und Vorstellungen aufkommen, wie, dass etwas sehr Tragisches geschehen könnte.
- **Gedächtnis**: Im Grunde eigentlich hilfreiche Gefühle können zu Triggern von starken negativen Erinnerungen werden. In Therapien können Klienten mit tiefer Bitterkeit und Traurigkeit, aber auch Wut reagieren, wenn sie beginnen, Mitgefühl zuzulassen, z. B. weil sie realisieren und spüren, was sie so sehnlichst in ihrer Kindheit entbehren mussten. Bei in der Kindheit emotionell vernachlässigten Klienten kann (therapeutische) Nähe und Verbundenheit oft heftige Ängste, Hilflosigkeit,

Misstrauen und Überforderung wecken. Bei Klienten mit Missbrauchserfahrungen in ihrer Vergangenheit wird die Erfahrung von Nähe und Verbundenheit häufig kontaminiert mit tiefsten Ängsten davor, erneut schwerwiegend verletzt zu werden, und mit Ohnmachtsgefühlen.

3.8 Gefahren von Achtsamkeits- und Mitgefühlspraktiken

3.8.1 Auswahl der Meditationen

Es ist wichtig zu sehen, dass es ein von Grund auf kompliziertes Unterfangen ist, Achtsamkeits- und Mitgefühlspraktiken in die Psychotherapie zu integrieren. Menschen unterscheiden sich so sehr darin, für welche Übungen sie zu welchem Zeitpunkt zugänglich sind, dass es keine allgemein gültigen Regeln gibt, wie Therapeuten vorzugehen haben. Es erfordert eine hohe Sensibilität und große Erfahrung des Therapeuten, das für den einzelnen Klienten Stimmige aus einer riesigen Auswahl von Übungen herauszufischen. Auf zwei Stolpersteine dabei sei hier besonders hingewiesen: In der großen Auswahl lassen sich Meditationen grob einteilen in solche, die auf die Entwicklung von innerer Sicherheit fokussieren, und solchen, die konfrontieren und ihren Fokus auf unsere Verletzbarkeit legen. Die in Kapitel 9 beschriebene *Safe place Meditation*, die *R.A.I.N Meditation* und auch *Mitgefühl bei intensiven schwierigen Emotionen* gehören zu den stabilisierenden, ein Sicherheitsgefühl vermittelnden Übungen. *Mitgefühl für uns selbst,* ebenfalls aus Kapitel 9 und die *Tonglen Übung* aus Kapitel 4 dagegen gehören zu den konfrontierenden Meditationen mit Fokus auf unserer Verletzbarkeit. Es ist somit wichtig, dass der Therapeut sich genau überlegt, aus welcher der beiden Gruppen er dem Klienten etwas anbieten möchte. Ein Therapeut, der sich selbst vor starken und unangenehmen Affekten fürchtet, könnte Klienten in Richtung Sicherheit schieben wollen, um eigene Unannehmlichkeiten zu meiden. Andersherum könnte ein unsicherer Therapeut, der positive Resultate zu seiner Bestätigung sucht, voreilig Klienten mit heiklen Themen konfrontieren und den Fokus auf ihre Verletzbarkeit legen. In beiden Fällen würde bei der Auswahl mehr die persönliche Situation des Therapeuten eine Rolle spielen, mit der möglichen Folge, dass der Klient mit der Übung nicht viel anfangen kann.

3.8.2 Erwartungen: Die Absicht ist das Wirksamste

Klienten selbst haben oft überhöhte ungeduldige Ansprüche und sind frustriert, wenn die Übungen nicht unmittelbar in einem schwierigen Moment eine beruhigende positive Wirkung bei ihnen entfalten. Oft beginnen sie dann, an sich selbst zu zweifeln und denken, dass sie etwas falsch machen beim Üben. Es ist eine große Hilfe, sich beim Meditieren nicht auf positive Ergebnisse einzuschießen. Die Absicht, mit der die Übungen durchgeführt werden, ist vielmehr das eigentlich Wirksame an ihnen. Zum Beispiel die Absicht, sein mitfühlendes Selbst zu stärken. Wenn dabei keine speziell mitfühlenden warmen oder fürsorglichen Emotionen geweckt werden, heißt das ganz und gar nicht, dass die Übung ein Misserfolg war. Genaugenommen geht es nicht um die einzelnen Übungen, sondern um die langfristigen bereichernden Auswirkungen auf unser Nervensystem.

3.8.3 Vermeidung, Kontrolle und spirituelles Bypassing

Der menschliche Geist kann eine erstaunliche Anzahl Tricks erlernen, um unangenehme Gefühle zu vermeiden. Es zeigte sich, dass prinzipiell auch sämtliche Achtsamkeits- und Mitgefühlsübungen zur Abwehr und Vermeidung von Emotionen, Wünschen, Phantasien etc. angewendet werden können (Pollak et al. 2014). Achtsamkeits- und Mitgefühlsübungen werden dann zu einem eher unfruchtbaren Versuch, das Gedanken- und Gefühlsmanagement zu kontrollieren, bei dem wir uns gewisse Arten zu Denken und zu Fühlen zugestehen, während wir andere zurückstoßen. Gemäß Rob Nairn (Nairn 2014), einem südafrikanischen buddhistischen Lehrer der tibetischen Linie, laufen diese zensurartigen Prozesse von Vermeidung und Unterdrückung hauptsächlich unterschwellig ab und bevor sie uns wirklich bewusst werden. Dadurch sind sie besonders schwierig zu erkennen und können sich richtig hartnäckig im Geist festsetzen.

Eine Form von Vermeidung, für die selbst Therapeuten äußerst anfällig sind, ist die der Intellektualisierung. Die ganze Erfahrung bei den Übungen wird dabei auf eine rein gedankliche Ebene reduziert. Manche Leute empfinden dieses Phänomen regelrecht körperlich und bekommen z. B. einen schweren Kopf. Die Übungen im Kopf allein können aber auf Dauer nicht viel verändern. Man braucht oft großen Mut und Überwindung, sich zu öffnen und die Übungen auch auf der emotionellen und körperlichen Ebene zuzulassen. Die Wahrnehmungen können bei formalen meditativen Übungen dadurch, dass wir dabei gezielt unabgelenkt sind, konzentrierter und stärker auftreten, überraschen und überfordern. Besonders schmerzhafte Gefühle wie Selbstentwertung, Scham und Einsamkeit können dann zu Triggern für das Alarm- und Selbstschutzsystem werden und Abwehrprozesse initiieren.

Der Psychologe John Welwood prägte 1984 den Begriff „Spiritual Bypassing", der mit „spirituellem Umgehen" ins Deutsche übersetzt werden kann (Welwood 2010; Masters 2010). Mit diesem Begriff bezeichnet er spezifisch das Benutzen von spirituellen Übungen wie Achtsamkeits- und Mitgefühlsübungen zur Vermeidung von schmerzhaften Gefühlen, Konfrontation mit unverheilten Wunden oder auch Herausforderungen, die für unsere weitere Entwicklung wichtig wären. Häufig verbirgt sich „Spiritual Bypassing" hinter einer freundlichen ruhigen Fassade und wird so oft lange nicht als eine Form von Vermeidung wahrgenommen. Es kann sich beispielsweise als eine übertriebene Art von Distanziertheit, emotioneller Betäubung, Überbetonung von Positivem, Aggressionshemmung und zu durchlässiger Abgegrenztheit sowie einem blinden übermäßig toleranten Mitgefühl zeigen. Eine weniger freundliche Facette davon kann eine stark verurteilende Haltung gegenüber den eigenen Schattenseiten und schwierigen Gefühlen sein, die die Arbeit mit diesen sehr schwierig machen und blockieren kann. Im Therapieraum sind immer beide, sowohl Therapeut wie auch Klient dazu angehalten, aufmerksam Ausschau auf ihr jeweils eigenes Spirituelles Bypassing zu halten. Es tritt so regelmäßig bei uns allen in unterschiedlichen Nuancen und Spielformen in Erscheinung wie auch andere persönliche wichtige Abwehrmechanismen, die den Therapieprozess mitbeeinflussen.

Es soll nicht unerwähnt bleiben, dass die beschriebenen Probleme mit Vermeidung und Spiritual Bypassing vor allem auch während längeren intensiven Meditationsretreats (Rückzug für eine gewisse Zeit aus dem Alltag zur Hinwendung auf intensive Meditationspraktiken) zusätzlich an Bedeutung gewinnen. Es leuchtet ein, dass, je intensiver man sich für die Vertiefung einer Meditationspraxis aus dem alltäglichen Leben zurückzieht und je konzentrierter man übt, man umso mehr auch mit den Schattenseiten des inneren Erlebens und intensivsten Gefühlen konfrontiert werden kann. Oft und manchmal ganz unverhofft tauchen schmerzhafte unverarbeitete Erinnerungen, beklemmende Zukunftsängste, Einsamkeitsgefühle und Scham u. Ä. auf, die nur schwer ausgehalten werden können. Während eines Retreats ist man in der Regel damit sehr auf sich selbst gestellt und redet wenig, manchmal auch gar nicht über emotionelle Engpässe. Sich diesen gegenüber dann nicht reflexartig mit Abwehrmechanismen zu verschließen, verlangt von Teilnehmern einen oft unterschätzten hohen Grad an innerer Sicherheit und Stabilität. In einer Therapie würde ein aufmerksamer und erfahrener Therapeut einen Klienten, der von seinen schmerzhaften Gefühlen bedrängt wird, nie alleine lassen sondern Sicherheit anbieten, um einen Zugang zum erlebten Abgrund zu schaffen.

3.9 Die Bedeutung von Mitgefühl im Buddhismus

Trotz der bereits mehrfach erwähnten buddhistischen Definition von Mitgefühl, die genaugenommen das Verschließen vor schmerzhaften und unangenehmen Emotionen eigentlich selbst ausschließt, gibt es auch unter buddhistisch interessierten Leuten Mythen über Mitgefühl, die zu „Spiritual Bypassing" führen können. Wo Mitgefühl so hoch gepriesen wird, begegnen wir dann nicht selten verklärten schwelgerischen Vorstellungen von Freundlichkeit, angestrengter Friedfertigkeit oder einer Tendenz, zwischenmenschlichen Konflikten aus dem Wege zu gehen. Mitgefühl hat aber nichts damit zu tun, sich mit einem Lächeln auf dem Gesicht von anderen Leuten plagen zu lassen oder sich vor Emotionen abzuschotten.
Um aufzuzeigen, worum es beim Mitgefühl aus buddhistischer Sicht wirklich geht, erzählt Chöden im gemeinsamen Werk mit Gilbert die Geschichte vom Bodhisattva Avalokiteshvara, dem buddhistischen Archetypen von Mitgefühl (Gilbert 2013). Die Geschichte ist so schön, dass sie auch hier keinesfalls fehlen soll:

Tausend Arme und tausend Augen
Als Bodhisattvas werden im Buddhismus erleuchtete Wesen betrachtet, die sich von sich aus entschieden haben, solange noch nicht ins Nirvana einzukehren, bis sämtliche anderen Wesen auch befreit werden konnten. Die eigene Befreiung wird von ihnen aus dem alleinigen Grund angestrebt, um anderen Wesen auf ihrem Weg auf bestmögliche Weise helfen zu können. Bodhisattva Avalokiteshvara, der buddhistische Archetyp von Mitgefühl, erscheint in sämtlichen buddhistischen Schulen unter jeweils anderen Namen. So ist er im tibetischen Buddhismus auch unter dem Namen Chenrezig bekannt, im japanischen Zenbuddhismus als Kannon und im chinesischen Buddhismus als Kuan Ying, die auch als ursprüngliche weibliche Form Avalokiteshvaras betrachtet wird. Avalokiteshvara erscheint in ganz unterschiedlichen Formen mit jeweils leicht unterschiedlichen Bedeutungen. In einer Manifestation erscheint er mit tausend Armen und einem Auge auf jeder Handfläche. Gemäß der Überlieferung ließ ihn Buddha Amitabha, der Buddha des unbegrenzten Lichtes, aus einem weißen Lichtstrahl aus seinem Vorderkopf entstehen. Er erschuf

ihn, nachdem er eingesehen hatte, dass er Unterstützung durch eine mitfühlende Aktivität brauchte, um alle Lebewesen aus ihrer Verwirrung und ihrem Leiden befreien zu können. Avalokiteshvara kniete sich vor Amitabha hin und versprach ihm, unermüdlich zum Wohl aller Lebewesen zu arbeiten und nicht eher ins Nirvana einzukehren, bevor nicht sämtliche anderen Wesen vom Leiden befreit wurden. Im Falle, dass er dieses Versprechen brechen würde, wollte er in tausend Stücke zerbrechen. In Anbetracht aber der riesigen Schmerzen, hervorgebracht durch das Leiden, dem Avalokiteshvara fortan begegnete, dauerte es nicht lange, bis er, selbst zutiefst betroffen, unerbittlich traurig weinen musste. Aus einer seiner Tränen erschien Tara, eine weibliche Ausdrucksform mitfühlender Kraft. Mit ihr zusammen arbeitete er während unzählbaren Äonen daran, anderen Lebewesen die Augen für die Wahrheit zu öffnen und sie von ihrem Leiden zu befreien. Eines Tages beschloss er, sich einen Überblick zu verschaffen über die Entwicklung seiner Arbeit und dazu auf den höchsten Berg des Universums zu steigen, den Berg Meru. Der Blick von diesem herunter auf die verschiedenen Existenzräume bestürzte ihn zutiefst. Er musste einsehen, dass seine ganze Arbeit während Äonen überhaupt nichts verändert hatte am Ausmaß des Elends der Lebewesen. Er versank in einer derart schweren Depression, dass er sein Versprechen aufgeben und sich in den Frieden des Nirvanas zurückziehen wollte. Sofort nachdem er sich das gewünscht hatte, zersprang er in tausend Teile, die schließlich den Berg Meru herunterkullerten. Amitabha, der mitansehen musste, wie der durch ihn geschaffene Avalokiteshvara sich in einer Agonie befand, ließ ihn noch einmal neu erschaffen. Um ihm dieses Mal noch mehr Kraft zu verleihen, ließ er die tausend Stücke neu zu tausend Armen mit je einem Auge im Handballen werden, um mit noch stärkerem Mitgefühl handeln und sehen zu können.

Deutlich werden in diesem kleinen Exkurs die beiden Psychologien von Mitgefühl beschrieben. Zuerst wird das Herz gegenüber der Traurigkeit, die mit Schmerz mitschwingt, mutig so sehr geöffnet, bis es fast zerspringen möchte. Daraus kann die unermüdliche Kraft entstehen, die uns nie aufhören lässt, uns auf hilfreiche Aktivitäten auszurichten, um Leiden entgegenzuwirken. Zusammen lassen die beiden eine tiefe Zufriedenheit und äußerst starke Freude aufkommen, die echtes Mitgefühl auf unentbehrliche Weise begleiten.

Im psychotherapeutischen Kontext wie in jedem anderen helfenden Beruf auch können die zwei Mitgefühlsanteile sehr gut geübt, eingebracht und verinnerlicht werden. Das offene und kraftvolle Engagement eines mitfühlenden Therapeuten ist ein nicht zu unterschätzender Wirkfaktor und lässt viele Klienten eine Sicherheit in einer Beziehung erfahren, die für sie ganz neuartig ist. Auf dem Boden dieser Sicherheit sind therapeutische Prozesse und Entwicklungen möglich, die uns immer wieder in Erstaunen und tiefe Freude versetzen. Gerade weil das Glück von anderen Menschen aber nicht alleine von unserem Mitgefühl abhängig ist und wir beim Helfen auch Grenzen des Möglichen annehmen müssen, kann echtes Mitgefühl ein äußerst starker Schutz vor dem eigenem Ausbrennen sein. Unseren Klienten nur mit der ersten Mitgefühlspsychologie zu begegnen, würde bedeuten, deren Schmerz zwar feinfühlig und empathisch nachzuempfinden, dann aber kein hilfreiches therapeutisches Engagement zu entwickeln. Unser unermüdliches Engagement besonders durch die zweite Mitgefühlspsychologie gibt uns die Gewissheit, in Anbetracht des Leidens unserer Klienten, für diese alles und das Bestmögliche getan zu haben. Damit erhalten wir eine gesunde Zufriedenheit und kraftvolle Freude zurück, die uns langfristig vor Ausbrennen schützen.

4 Der therapeutische Prozess

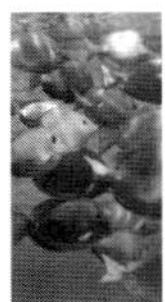

4.1 Der mitfühlende Therapeut

4.1.1 Achtsamkeit

Bevor in diesem Kapitel auf Vorstellungen eingegangen wird, was einen mitfühlenden Therapeuten kennzeichnet, mag es einleitend sinnvoll sein, auf die gängigsten Ideen von Eigenschaften des achtsamen Therapeuten hinzuweisen. Besonders der Psychiater und Neurowissenschaftler Daniel Siegel (2012b), der Psychologe Kelly Wilson (2014) und die drei Autoren Pollak, Pedulla und R. J. Siegel (2014) haben sich in ihren sehr empfehlenswerten Werken ausführlich damit beschäftigt, was einen Therapeuten achtsam werden lässt. Auf einen der Ansätze, der für die klinische Praxis sehr pragmatisch erscheint, soll hier im Folgenden eingegangen werden. Wilson führt uns an das Thema heran, indem er in seinem Buch diskutiert, was Therapeuten dann tun, wenn sie *nicht* achtsam sind. Er spricht in diesem Zusammenhang auch von *Vermeidungsstrategien* von Therapeuten. Diese kommen besonders dann zum Zug, wenn uns die Grenzsetzung im Kontakt mit Klienten Schwierigkeiten bereitet und die Grenzen entweder zu rigide oder zu durchlässig sind. Es geschieht auch dann, wenn wir als Therapeuten durch unsere eigenen emotionellen, gedanklichen und körperlichen Reaktionen verunsichert und überfordert werden. Als Therapeuten sind wir dazu angehalten, uns mit den für uns schwierigen eigenen inneren Reaktionen auf achtsame Weise vertraut zu machen. Es folgt eine Art „Hitparade“ der gängigsten Vermeidungsstrategien von Therapeuten. Sie wurde ursprünglich von Wilson in loser Reihenfolge notiert und wird hier überarbeitet dargestellt. Eine Gemeinsamkeit aller Vermeidungsstrategien scheint zu sein, dass die therapeutische Präsenz aus dem Kontakt und der Bindung mit dem Klienten abgezogen wird.

- **übervorbereitet sein:** Vermeidung von spontanen Reaktionen in der Therapie durch Kontrolle

- **nicht vorbereitet sein:** Vermeidung der Vertiefung des Therapieprozesses und der Therapiebeziehung
- **groß sein:** Unsicherheit und Gefühle von Inkompetenz vermeiden durch Haltung (z.B. „Angriff ist die beste Verteidigung"), Wortwahl, Sitzplatz, Körperhaltung oder auch Festhalten am Clipboard
- **klein sein:** Konfrontation und Uneinigkeit mit Klienten vermeiden, nicht sagen, was man wirklich denkt; Vermeiden, Sicherheit und Stärke auszustrahlen aus Sorge, Klienten zu verletzen
- **der Experte sein:** an viel Psychoedukation, Erläuterungen zu Therapiemodellen und an theoretischen Konzepten festhalten; Therapiemodelle über Klienten stülpen – oft sind diese korrekt in sich, aber unpassend im Therapieprozess; Vermeidung von Unsicherheit
- **clever sein:** direkt, unvorsichtig und mit einem penetrierend analytischen Verständnis Klienten konfrontieren und verletzen; Vermeidung von Unsicherheit und der Verbundenheit mit Klienten
- **immer mit dem Clipboard:** Barriere zu Klienten; Vermeidung von Unsicherheit und Verbundenheit mit Klienten
- **viele Hausaufgaben geben:** vertikale Lehrer-Schüler-Beziehung; Vermeidung der Vertiefung des Therapieprozesses und von Nähe in der Therapiebeziehung
- **ein zu guter Zuhörer sein:** sich nicht einbringen ins Therapiegeschehen; Vermeidung von Konfrontation, Kritik
- **nicht intervenieren:** sich nicht einbringen ins Therapiegeschehen; Vermeidung von Konfrontation, Kritik
- **es auf die leichte Schulter nehmen:** Klienten über Politik, Sport und andere Themen sprechen lassen, die keine Verbindung zu ihrer inneren Entwicklung und innerem Wachstum haben; Vermeidung von starken Emotionen, Konfrontation und Unsicherheit
- **ungeduldig sein:** keine verbalen Pausen zulassen; sich angestrengt und überaktiv einbringen; Therapiemodelle gemäß einer Agenda über Klienten stülpen; von Therapiemodell zu Therapiemodell springen; Vermeidung von Nähe in der Therapiebeziehung
- **zu viel reden:** Vermeidung von starken Emotionen, des Zulassens von Aktivität des Klienten und von Nähe in der Therapiebeziehung
- **der „Patientenversteher" sein:** immer nett sein wollen; Vermeidung von Konfrontation, Kritik und der Vertiefung des Therapieprozesses
- **sofort trösten:** Vermeidung starker Emotionen, des Therapieprozesses und von Nähe in der Therapiebeziehung

4.1.2 Gewichten statt Pathologisieren

Hierbei soll es nicht darum gehen, Klienten den Krankheitswert ihres Leidens und ihrer diagnostizierten Störungsbildern abzusprechen. Selbstverständlich sollen Klienten auch unsere Patienten sein und krank sein dürfen! Auch in der CFT werden wenn möglich formale psychiatrische Diagnosen gestellt und die therapeutischen Behandlungen darauf ausgerichtet. Die Idee der klassischen medizinischen Herangehensweise an Patienten ist in erster Linie die, dass die Behandlung die Symptome und Krankheit so schnell und vollständig wie möglich bekämpfen und beseitigen soll. Was so bei somatischen Erkrankungen hoffentlich für Patienten zu einem Segen werden kann, funktioniert bei seelischem Leid in der Regel nicht gut. Die Vermeidung des Erlebens von seelischen Schmerzen verschlimmert diese oft noch und kann dadurch zum sprichwörtlichen Fluch werden.

Im Kontakt mit Klienten gewichten und anerkennen wir in der CFT zunächst die Symptome und Schmerzen von Klienten. Wir schaffen durch Übungen wie in Kapitel 9 dargestellt Raum für die Belastungen und öffnen uns für sie auf freundliche Weise, um uns mit Mitgefühl um sie zu kümmern. Mit der eigenen mitfühlenden Haltung gegenüber dem Leid der Klienten lassen wir Klienten erleben, was und wie Mitgefühl sein kann. Dieses Vorzeigen und direkt Erleben-Lassen von Mitgefühl ist von großer Wichtigkeit und manchmal traurigerweise die erste Erfahrung von Mitgefühl eines Menschen überhaupt. Eine solche Erfahrung birgt viel Potential und kann sehr viel bewirken. Für die Therapie ist es günstig, wenn das erlebte Mitgefühl Anstoß zu einer neuen annehmenderen, unerschrockeneren und gleichmütigeren Sichtweise und Beurteilung der Belastung und von sich selbst im Umgang mit dieser wird.

4.1.3 Sicherheit und Verbundenheit in der Therapie

Die meisten Klienten, welchen wir in der Praxis begegnen, suchen uns in einem Zustand großer Not, mit stark aktiviertem Alarm- und Selbstschutzsystem und manchmal auch Antriebssystem auf. Um mit ihrer Situation fertig zu werden und mit dieser und sich selbst gut umgehen zu können, ist es für sie wichtig, sich beruhigen können. Das Offerieren des eigenen Mitgefühls und die ruhige Klarsicht des Therapeuten verstärken und unterstützen die Verbundenheit mit den Klienten. Porges (2010) zeigt in der Entwicklung und Erforschung der Polyvagal-Theorie (s. Kapitel 3.2.4) die wechselseitigen Zusammenhänge auf zwischen der Aktivität des intelligenten neuen Vagus Nervs (smart vagus) und dem Social Engagement

System (SES), also unserem Verbundenheitsgefühl, unserem Vermögen, ruhige mitfühlende Beziehung und Sicherheit anzubieten und ein Sicherheitsgefühl zu vermitteln. Vorwegnehmen können wir, dass die mitfühlende Körperhaltung und Gestik, der mitfühlende Gesichtsausdruck und ganz besonders der Blick in die Augen von Klienten sowie der mitfühlende Farbklang in der Stimme des Therapeuten den neuen Vagus und damit das Sicherheitsgefühl bei Klienten stimulieren und die therapeutische Verbundenheit stärken kann. Am Rande sei bemerkt, dass es sich hier nicht um ein Sicherheitsgefühl handelt, aus welchem heraus wir uns aus Bequemlichkeit nicht mehr fortbewegen. Im Gegenteil, es handelt sich im klinischen Kontext um jene Sicherheit, die Therapieprozesse und Entwicklungsschritte in Gang setzen kann. Es ist von jener Sicherheit die Rede, die es erlaubt, die Komfortzone des Gewohnten zu verlassen und über den eigenen Schatten zu springen, um sich weiterentwickeln zu können.

4.1.4 Slowing down

Gemeinsames Fundament für eine achtsamkeitsbasierte und mitgefühlsfokussierte Therapie ist das Tempo der Therapie und des Interaktionsflusses. Das Einstimmen auf Klienten gelingt durch Synchronisieren des Rhythmus von Bewegungen, der Atmung und des verbalen Austauschs zwischen Therapeut und Klient.

Das Tempo des Gesprächsflusses im richtigen Moment durch verbale Zurückhaltung seitens des Therapeuten zu drosseln, ist ein hochwirksames Mittel, um Klienten mit ihren inneren Erfahrungen stärker in Kontakt zu bringen. Achtsamkeitsübungen setzen genau hier an. Der Klient wird eingeladen, seine Aufmerksamkeit zunächst auf den Atem zu richten, um Ruhe in Körper, Geist und Seele hervorbringen zu lassen. Dadurch kann ein therapeutischer Raum entstehen, in welchem auch verborgenere innere Erfahrungen, unterschwellige Muster und unangenehme Empfindungen sich zeigen können. Es kann ihnen bewusster und offener begegnet und mit ihnen psychotherapeutisch gearbeitet werden. Im Therapieprozess ist oftmals bereits allein schon ein solches Langsamer-Werden eine radikale neue Weise, sich selbst zu begegnen, die sehr viel und auch intensive Reaktionen auslösen kann. Daraus können sich weitere Entwicklungsschritte und wertvolle Perspektivenwechsel ergeben. Neben dem achtsamen Umgang mit wichtigen inneren Erfahrungen engagiert sich ein CFT-Therapeut weiter vor allem für einen freundlich mitfühlenden Umgang mit diesen. Das gilt im Grunde immer für beide, die Erfahrungen von Klient und auch Therapeut.

Das Akronym **WAIT** steht für **W**hy **A**m **I** **T**alking (Warum spreche ich?). Es kann uns auch während der laufenden Therapiestunde daran erinnern und unterstützen, lieber einmal mehr zu warten, um zu überlegen, aus welchen Motiven heraus wir etwas sagen möchten. Was bewirken die Worte oder ein Moment des Schweigens beim Klienten jetzt? Was braucht der Klient gegenwärtig am meisten? Soll durch verbale Zurückhaltung Raum gestaltbar werden, in welchem er näher und intensiver in Kontakt mit sich selbst und dem, was er erlebt, gelangen kann? Braucht es jetzt Worte und die Stimme der Therapeutin, um Sicherheit in den Kontakt zu bringen und den Klienten zu stärken? Unterstützen diese Worte den Therapieprozess?

4.1.5 Die eigene Übungspraxis des Therapeuten

Das Vermitteln und Anleiten von CFT-Übungen entweder in Therapiestunden einzeln an Klienten oder im Rahmen von Gruppen setzt eine Vertrautheit mit ihnen voraus. Klar ist auch, dass Achtsamkeit und Mitgefühl von Therapeuten in der CFT nur in dem Umfang weitervermittelt werden können, wie diese solche selbst bereits entwickelt haben.

Möglicherweise sind die beiden größten Hindernisse beim Praktizieren für Leute aus helfenden Berufen die Befremdung darüber, *etwas für sich selbst zu tun* und das *Voraussetzen vom eigenen Mitgefühl*, ohne sich je um dieses gekümmert zu haben. Es darf festgehalten werden, dass die Grenzen von Mitgefühl nach oben offen sind – es kann immer noch größer, stärker und auch feiner werden. So lange wir leben, können wir unser Mitgefühl weiter kultivieren und es immer selbstverständlicher in unserem Alltag einfließen lassen. Auch wenn selbstverständlich alle in diesem Buch besprochenen Übungen (s. Kapitel 9) sich gleichermaßen an Therapeuten und Klienten und alle Leser wenden, sei die folgende Übung im Rahmen dieses Kapitels in erster Linie für jene Leser vorgestellt, die sich gegenwärtig stabil und gefestigt fühlen und für all jene, die jemandem Hilfe spenden möchten.

4.1.6 Tonglen-Meditation

> „Tonglen hilft uns, tiefer gewahr zu werden, wie unser Geist sich verschließt und zusammenzieht, wenn wir etwas wegstoßen – seien es Menschen oder Emotionen – und zu bemerken, wie wir uns dadurch Leiden verschaffen." *(Gilbert & Choden, 2013, 297)*

Tonglen ist ein tibetisches Wort und bedeutet Geben und Nehmen. *Tong* kann übersetzt werden mit *Aussenden* und *Len* mit *Erhalten, Akzeptieren.* Diese Übung wurde im 11. Jahrhundert als ein Teil des *Geistestrainings in Sieben Punkten* (tibetisch: Lojong) von Atisha aus Indien nach Tibet gebracht. Das Geistestraining in Sieben Punkten beinhaltet 59 Losungen. Unter diesen beschreibt die siebte Losung die Tonglen-Übung sowohl als formale Meditation als auch im Alltag angewendet. Im Westen wurde die Tonglen-Übung durch Pema Chödrön, eine amerikanische Nonne der tibetisch buddhistischen Tradition und Autorin zahlreicher Bücher, bekannt und beliebt (Chödrön 2001).

Die Grundidee dieser Übung ist, dass wir, wann immer wir mit einer belastenden Situation konfrontiert werden, das Leiden und den Schmerz mit dem Einatmen aufnehmen und mit dem Ausatmen Erleichterung, Befreiung und unsere gesamte Freude ausatmen und anbieten. Egal, ob es sich um eine eigene Belastung oder die von jemand anderem handelt, wir öffnen uns für das Dunkle und Düstere darin und nehmen es mit dem Einatmen auf. Unmittelbar in dem Moment, in welchem die „dunkle Wolke“ unser Herz berührt, transformiert diese sich vollständig bis auf den letzten kleinsten Bestandteil und blitzschnell in ein helles und heilsames Licht. Diese Energie bieten wir mit dem Ausatmen jenem Wesen an, das sie brauchen kann.

Aufgrund der großen Popularität der Übung und trotz ihres eigentlich anti-intuitiven Charakters für das westliche Publikum wird sie inzwischen gerne ohne sorgfältige Anleitung beispielsweise am Rande einer Yogastunde oder eines Achtsamkeitskurses noch schnell angehängt. Auch wenn Tonglen zur Bereicherung für uns alle geschaffen ist, kann die Übung unvorsichtig vermittelt erheblichen Schaden anrichten. Leute verschließen sich erst recht oder bekommen Angst, weil sie sich vorstellen, dass sie sich durch das Aufnehmen von Schmerzen Schaden zufügen würden. Wir lassen aber niemals unser Herz voller Schmerzen und Kummer einfach liegen. Wir gehen weiter und transformieren das Düstere und Belastende in unserem Herzen stets vollständig in Helles und Leichtes. Beim Ausatmen und Anpreisen lassen wir diese heilsame Energie bewusst vorher durch unseren eigenen Körper und Geist strömen und beachten aufmerksam die Wirkung dabei.

Im klinischen Kontext wie in Therapiestunden ist Tonglen eine sehr nützliche und praktikable Übung für den Therapeuten. Sie lässt uns für die Anliegen und Sorgen von Klienten weit öffnen und uns davon berühren. Ohne viel sagen zu brauchen, können wir uns engagieren, indem wir mit jedem Ausatmen Erleichterung, Helles oder Freudvolles als heilsame Energie anbieten. Gerade wenn wir uns verbal zurückhalten möchten, um den

Belastungen von anderen Raum zu gewähren, steckt in der Tonglen-Übung ein wertvoller Moment der Fürsorge gleichsam für andere wie auch uns selbst. Gerade weil Tonglen richtig praktiziert auch Selbstmitgefühl für den Praktizierenden enthält, sei sie in diesem Kapitel allen Therapeuten und anderen Menschen in helfenden Berufen gewidmet. Die folgende Version kann alternativ auch mit einer eigenen Belastung, eigenen Schmerzen oder einem eigenen schwierigen Persönlichkeitsanteil durchgeführt werden.

Tonglen lässt sich wunderbar und einfach im Alltag situativ einbauen. Wann immer wir möchten, können wir uns daran erinnern, mit dem Einatmen das Dunkle aufzunehmen und mit dem Ausatmen Erleichterung und Freudvolles anzubieten. In den Literaturempfehlungen finden sich Angaben zu Werken über Tonglen und dem Geistestraining in sieben Punkten von Pema Chödrön und ihrem Lehrer Chögyam Trungpa Rinpoche.

Tonglen für einen Mitmenschen oder Klienten

Nimm eine bequeme Sitzhaltung ein, die Dir erlaubt, aufrecht zu sitzen, ohne Dich zu verspannen. Der Rücken ist gerade, die Schulterblätter gesenkt, der Kopf ruht auf der Wirbelsäule wie eine Kugel, die von einem Wasserstrahl getragen wird. Das Gesicht ist weich und der Blick entweder schräg nach unten gerichtet oder, wenn es Dir angenehmer ist und es das Vorstellen vereinfacht, kannst Du die Augen auch ganz schließen. Erlaube einem feinen halben Lächeln, auf Deinem Gesicht zu erscheinen. Ein Lächeln, das man nach außen hin kaum sehen kann, das sich mehr an Dein Inneres wendet. Wenn es passt, lege Deine Hände auf Dein Herz und achte auf die Resonanz in Deinem Körper, auch des Lächelns in Deinem Gesicht. Gehe mit Deinem mitfühlenden Selbst in Kontakt und vergegenwärtige Dir seine stärkenden Qualitäten.

Vergegenwärtige Dir einen Mitmenschen oder Klienten, der gerade durch eine schwierige und belastende Zeit geht und mit dem Du gerne Tonglen üben möchtest.

Lass Dich von diesem Mitmenschen oder Klienten und seinen Konflikten und Schmerzen richtig berühren und bilde für sie einen warmen annehmenden Raum. Erlaube Dir, neugierig und interessiert zu sein, was Du dabei erfährst, ohne zu verurteilen. Falls Du einen Widerstand wahrnehmen kannst gegen dieses Öffnen, erlaube Dir einfach diesen Widerstand, nimm ihn wahr und halte ihn sanft in Deinem Gewahrsein.

Betrachte den Schmerz Deines Klienten oder Mitmenschen als eine schwarze düstere Wolke und stelle Dir vor, diese mit jedem Einatmen

tief miteinzuatmen. Wenn die schwarze Wolke schließlich Dein Herz berührt, stelle Dir vor, wie dieses sich von Schmerz gedrückt und zusammengezogen unmittelbar zu lösen und entspannen beginnt. Weisheit und Mitgefühl werden von Deinem Herz-Zentrum aus enthüllt und freigesetzt. Stelle Dir beim Ausatmen vor, wie Du Verständnis, Freude oder Ermutigung in Form von hellem Licht frei ausatmest hin zum hadernden Klienten vor Dir. Fahre mit dem Nehmen und Geben solange fort, wie Du magst.
Du kannst Dir auch vorstellen, dass Dein Herz unmittelbar in dem Moment, in dem der Schmerz es berührt, heiße, brennende Luft in eine kühle, angenehme Brise transformiert. Empfinde der Wirkung dieser Vorstellung dann nach.
Wenn Du nichts empfinden kannst und findest, Du seist nicht richtig verbunden, mach das zum Fokus Deiner Tonglen-Übung. Forciere nichts, wenn Du merkst, dass es Dir nicht gut tut. Falls das Visualisieren der schwarzen Wolke nicht geht oder belastend erscheint, bleibe einfach mehr bei Deinen Gefühlen. Vertraue darauf, dass der Atem seine Arbeit von selbst tut. Wichtig ist die Absicht, Dich für das Leiden zu öffnen beim Einatmen, und beim Ausatmen Erleichterung zu geben.
Kein Schmerz bleibt zurück, weil er bis zum letzten Rest im Herzen in Licht umgewandelt und ausgeatmet wird. Auf diese Weise kann Dein hadernder Mitmensch oder Klient schließlich Erleichterung erfahren.
Nun lass die Visualisierung los und bleibe einen Moment ohne Fokus. Wenn Du Empfindungen der Weite und Wärme im Körper wahrnehmen kannst, genieße diese und erkenne diese Gefühle an.

4.2 Mitgefühl im Therapieprozess und Fallkonzeptualisierung in der CFT

Die CFT unterscheidet vereinfachend drei grundlegende Emotionsregulierungssysteme, mit denen therapeutisch gearbeitet werden kann (Abb. 6). Beim Erstellen des therapeutischen Konzeptes für einen spezifischen Klienten, der Fallkonzeptualisierung, orientiert sich die CFT u.a. an der Organisation und vorhandenen Balance dieser Systeme. Es können u.a. folgende Fragen dazu erörtert werden:

- Wie groß sind die drei Systeme im Verhältnis zueinander?
- Wie ist die Funktionsweise der einzelnen Systeme?

- Wie regulieren sie sich gegenseitig?
- Welche lebensgeschichtlichen Faktoren haben die Funktionsweise beeinflusst?

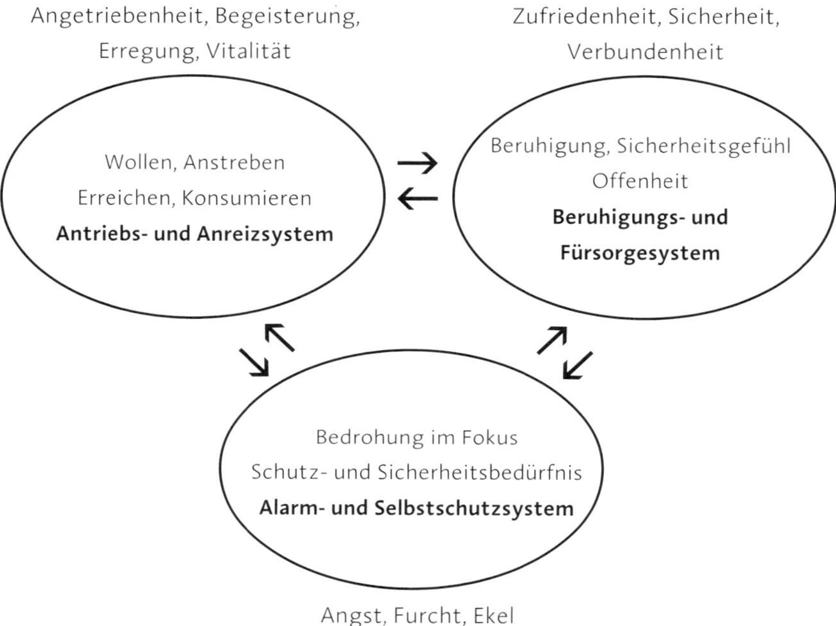

Abb. 6: Die drei Emotionsregulierungssysteme (Gilbert 2009)

Es wird bei dieser Beurteilung ein besonderer Schwerpunkt auf die biografische Entwicklung von Sicherheitsstrategien und denen der Selbstbesänftigung gelegt. In der CFT wird neben den in der individuellen Entwicklung erworbenen auch von einer Reihe angeborener und in der Evolution geformter möglicher Sicherheits- und Besänftigungsstrategien ausgegangen (Gilbert 2010). Es gilt herauszuarbeiten, wie aktivierte Sicherheitsstrategien in der Entwicklung das Selbstempfinden, die Identität und Verhaltensweisen einer Person prägten. In der Therapie können unerwünschte oder problematische Reaktionen und Verhaltensweisen bearbeitet werden. Die CFT spricht im Gegensatz zu anderen kognitiven Verhaltenstherapien hierbei von nicht hilfreichen, unerwünschten Sicherheitsstrategien anstatt von kognitiven Verzerrungen.

Die Mitgefühlsübungen stimulieren das Beruhigungs- und Fürsorgesystem und vermitteln ein Sicherheitsgefühl. Es wird angestrebt, die innere Balance der drei Emotionsregulierungssysteme auf diese Weise zu erhöhen.

Die Schritte einer Fallkonzeptualisierung werden fortlaufend erstellt und lassen sich ohne starre Reihenfolge wie folgt beschreiben (Gilbert 2009):

Überblick

Erster Schritt:
- Darstellung von aktuellen Problemen und Symptomen
- Therapieauftrag
- Anerkennung der aktuellen Schwierigkeiten
- Erarbeiten einer tragfähigen Therapiebeziehung
- Formulieren möglicher, die Therapiebeziehung gefährdender Faktoren

Zweiter Schritt:
- Erörterung des lebensgeschichtlichen und kulturellen Hintergrundes
- Narrativ des Klienten über seine Lebensgeschichte und seinen persönlichen Hintergrund
- Zentrale emotionelle Erinnerungen erkennen

Dritter Schritt:
- Klärung von Hintergründen: Bedrohungen, Ängste, Sorgen und unerfüllte Bedürfnisse
- Klärung interner und externer Sicherheitsstrategien sowie deren ungewollter Konsequenzen
- Identifizieren von problematischen Sicherheits- und Emotionsregulationsstrategien wie Vermeidung, Rumination, Substanzmittelmissbrauch oder selbstverletzendes Verhalten.

Vierter Schritt:
- Psychoedukative Erklärung der Modelle des durch die Evolution geformten Gehirns und des Geistes und der drei Emotionsregulierungssysteme
- Differenzieren der Begriffe Schuld, Verantwortung, Motive und Werte

Fünfter Schritt:
- Erkunden von bereits bekannten und wirksamen Beruhigungs- und Besänftigungsstrategien
- Kultivieren und Etablieren des mitfühlenden Selbst

- Vermitteln und Einüben von Achtsamkeits- und Mitgefühlsübungen
- Erkunden von Blockaden und anderen Schwierigkeiten bei den formalen Übungen

Sechster Schritt:
- Gemeinsames Evaluieren des bisherigen Verlaufes
- Benennen von relevantem Verborgenem und Vermiedenem
- Integration und Anpassung neuer Übungen
- Integrierung der formalen Meditationen im Alltag
- Neue Anliegen an die Therapie evaluieren und in die Therapie integrieren
- Therapieabschluss planen

Im Folgenden soll am Beispiel der Therapie von Sandrina, die wir bereits in Kapitel 3.2 bei der Beschreibung der drei Emotionsregulationsprozesse kennengelernt hatten, die Fallkonzeptualisierung dargestellt werden.

Klinisches Fallbeispiel zur Fallkonzeptualisierung: Sandrina, 51 Jahre

Erster Schritt:
- Darstellung von aktuellen Problemen und Symptomen
- Therapieauftrag
- Anerkennung der aktuellen Schwierigkeiten
- Erarbeiten einer tragfähigen Therapiebeziehung
- Formulieren möglicher, die Therapiebeziehung gefährdender Faktoren.

Als Sandrina sich für die Therapie angemeldet hatte, war sie völlig erschöpft und des Lebens überdrüssig. Sie wurde durch eine derart starke innere Anspannung, Unruhe und Getriebenheit geplagt, dass sie kaum noch mehr als ein paar wenige Stunden schlafen konnte. Ebenso war sie kaum noch in der Lage, ihren Alltag zu bewältigen. Sie befand sich mit den drei Vätern ihrer Kinder in fortdauernd zerstrittenen Verhältnissen. Ihre kaum stillbare Wut und Enttäuschung daraus belastete auch die Beziehungen zu den Töchtern. Ihr Anliegen an die Therapie war, ihre Kräfte, Ruhe und Lebensfreude gerade im Hinblick auf ihre Verantwortung für die drei Kinder wieder zu finden. Ihre Kernproblematik jedoch bestand darin, dass sämtliche beruhigende und entspannende Maßnahmen bei ihr traumatische flashback-artige Erinnerungen weckten und sie in Panik versetzten. Von diesen starken emotionellen Zuständen konnte sie sich jeweils nur sehr langsam wieder erholen. Für den Aufbau einer tragfähigen therapeutischen Beziehung war es zentral, ihr Sicherheit anzubieten und darauf zu achten, ihre Selbstschutzmaßnahmen nicht durch Entspannungstechniken zu untergraben und Panik sowie Ängste zu triggern. Das vorschnelle Angebot von Beruhigungsübungen führte nach der dritten Therapiestunde zu einem Therapieabbruch. Beim zweiten Therapieanlauf war es wichtig die schützende Funktion ihrer Angetriebenheit und Agitiertheit anzusprechen, zu verstehen und zu berücksichtigen. Als weitere die Therapiebeziehung weiterhin gefährdende Faktoren war es wichtig, ihre unsichere frühkindliche Bindung zur Mutter und die daraus entstandene Enttäuschung, ohnmächtige Wut und destruktiven Beziehungsmuster gut zu kennen. Früher oder später würden sich diese Emotionen und Muster in der Therapiebeziehung manifestieren und sowohl den Therapeuten als auch die Therapiebeziehung herausfordern.

Zweiter Schritt:

- Erörterung des lebensgeschichtlichen und kulturellen Hintergrundes inkl. der Geburt.
- Narrativ des Klienten über seine Lebensgeschichte und seinen persönlichen Hintergrund
- Zentrale emotionelle Erinnerung erkennen.

Sandrina erlebte eine extrem belastende Kindheit. Ihre Mutter arbeitete in der Nacht in einer Bar und war häufig abwesend. Sie hatte sehr viele Partnerwechsel. Von einigen dieser Partner wurden sie und ihre Schwester sexuell missbraucht. Manchmal schloss die Mutter ihre beiden Töchter in der Wohnung ein. Nachdem Sandrina und ihre Schwester einmal versucht hatten, aus dem Fenster ihrer Wohnung im fünften Stockwerk zu steigen, um aus der Wohnung zu gelangen, wurde die Kinderschutzbehörde involviert. Sandrina wurde in einer Pflegefamilie untergebracht.

Ihre wichtigsten Erinnerungen drehen sich um ihre zahlreichen unermüdlichen aber vergeblichen Bemühungen, die Aufmerksamkeit und Liebe der abwesenden Mutter zu gewinnen. Daran zu denken weckt große Bitterkeit, Einsamkeit und Ohnmacht. Das grundlegende Gefühl, nicht liebenswert zu sein, wurde durch die gescheiterten Ehen mit den Vätern ihrer Kinder bestätigt und vertieft.

Dritter Schritt:

- Klärung von Hintergründen: Bedrohungen, Ängste, Sorgen und unerfüllte Bedürfnisse

- Klärung interner und externer Sicherheitsstrategien sowie deren ungewollter Konsequenzen
- Identifizieren von problematischen Sicherheits- und Emotionsregulationsstrategien wie Vermeidung, Rumination, Substanzmittelmissbrauch oder selbstverletzendes Verhalten.

Sandrinas markanteste Ängste waren, unfähig und ausgeliefert zu sein und nicht zu schaffen, was sie gerne würde. Sehr fest hatte sie sich geschworen, nie ihre Kinder so im Stich zu lassen, wie sie es selbst von ihrer Mutter erlebt hatte. Obwohl sie unter enormem Druck der Sozialbehörde stand, kam es für sie nicht in Frage, zu arbeiten. Der daraus entstandene Druck führte zu weiteren Frustrationen. Ihre Kinder, inzwischen bereits 12, 14 und 17 Jahre alt, grenzten sich zunehmend auf recht harsche Weise von ihr und ihrer teilweise aufdrängenden Art ab. Sie begegnete ihrer Umgebung, sobald nur geringster Druck aufkam, mit großer Ohnmacht und Erwartungen und gleichsam wütendem Rückzug. Dass sie bei ihrer eigenen Gesundheit dadurch großen Schaden anrichtete, konnte sie lange nicht akzeptieren. Auch wenn sie diese Haltung ans finanzielle Existenzminimum brachte, beharrte sie darauf, dass sie „nicht kann".

Vierter Schritt:

- Psychoedukative Erklärung der Modelle des durch die Evolution geformten Gehirns und Geistes und der drei Emotionsregulierungssysteme
- Differenzieren der Begriffe Scham, Schuld, Verantwortung, Motive und Werte

Als erstes lernte Sandrina, in ihrer Therapie Worte und eine Sprache zu finden um sich über ihre inneren Erfahrungen auszutauschen. Danach war es möglich, sich mit ihr über die hohe Aktivität ihres Alarmsystems und die daraus entstandenen Sicherheits- und Selbstschutzstrategien zu unterhalten. Es war wichtig, zu überprüfen, welche Muster, Selbstüberzeugungen und Verhaltensweisen sie hin und welche sie weg führten zu bzw. von einem selbständigeren Leben, das sie sich eigentlich tief wünschte. Daneben war wichtig, neue Facetten zu bedenken, was ihre Töchter heute wirklich von ihr brauchten und wo sie diese aus ihren Verstrickungen heraus unbewusst instrumentalisierte. Sandrina musste lernen, der Welt auch unter einem gewissen Druck mit einem erwachsenen Verantwortungsbewusstsein zu begegnen und nicht mehr bloß mit ihrer Seite des verletzten, bedürftigen, ohnmächtigen und missbrauchten Kindes. Sie lernte dabei ihre große Wut und ihre Art der Selbstsabotage besser kennen und steuern.

Fünfter Schritt:

- Erkunden von bereits bekannten und wirksamen Beruhigungs- und Besänftigungsstrategien
- Kultivieren und Etablieren des mitfühlenden Selbst
- Vermitteln und Einüben von Achtsamkeits- und Mitgefühlsübungen
- Erkunden von Blockaden und anderen Schwierigkeiten bei den formalen Übungen

Wie bereits erwähnt, war das Finden von Beruhigungs- und Besänftigungsstrategien wegen des Weckens traumatischer Erinnerungen eine heikle Sache. Am meisten sprach Sandrina auf die Safe-Place-Übung an (s. Kapitel 9). Diese erlaubte ihr, die Kontrolle über das Erleben zu einem größtmöglichen Teil selbst zu steuern. Sie konnte in ihrer Vorstellung all das miteinschließen, was sie als hilfreich empfand, und all das ausschließen, was ihr bedrohlich vorkam. Es dauerte eine Zeit, bis sie den Fokus bei ihrem Safe Place halten konnte. Dass sie etwas selbst für sich unternehmen sollte, war in gewissem Sinne für sich bereits schon eine verletzende Erinnerung an ihre Kindheit, in welcher sie von ganz früh an völlig auf sich gestellt war. Ihre verständliche Bedürftigkeit und ungestillten Mängel an Zuwendung konnten so zu Blockaden der Entwicklung ihres Beruhigungs- und Fürsorgesystems werden. Die wiederholte Klärung, was dabei für sie ganz persönlich langfristig von Bedeutung und Wert sein konnte, nahm einen großen Teil der Therapie ein.

Sechster Schritt:

- Gemeinsames Evaluieren des bisherigen Verlaufes
- Benennen von relevantem Verborgenem und Vermiedenem
- Integration und Anpassung neuer Übungen
- Integration formaler Meditationen im Alltag
- Neue Anliegen an die Therapie evaluieren und in die Therapie integrieren
- Therapieabschluss planen.

Das regelmäßige Überprüfen, wie die Therapie sowohl in Sandrinas Erleben als auch in dem der Therapeutin verlief, half den Faden wieder aufzunehmen, wenn davon abgerückt wurde. Nachdem Sandrina lernte, sich mit mehr Sicherheit um sich selbst zu kümmern, beruhigten sich sowohl die Beziehungen zu ihren Töchtern als auch die zu deren Vätern. In einem nächsten Schritt ging es darum, Sandrina zu stärken in Bezug auf ihre Verantwortung für ihre berufliche Zukunft. Anstatt weiteren Kürzungen der Sozialhilfe ohnmächtig entgegenzusehen galt es, die Herausforderung erster Schritte zurück ins Arbeitsleben annehmen zu können. Mit der Unterstützung von Berufscoaches der Sozialbehörde konnte sie nach Abklärung als erstes ein Praktikum als Pflegehelferin in einem Altersheim beginnen. Im Weiteren wird es darum gehen, sie zu unterstützen und ermutigen, eine Kurzausbildung zu absolvieren, die ihr erlauben würde, als Pflegehelferin ordnungsgemäß zu arbeiten.

Danach könnten ihre Beziehungsmuster in Partnerschaften neue Anliegen an die Therapie sein. Regelmäßig verwickelte sie sich beispielsweise mit ihren Ehemännern in aggressive Streitereien. Nach drei gescheiterten Ehen stellen sich ihr hier viele schmerzhafte Fragen. Um auch dieses delikate Thema anzugehen, unterstützte sie günstigerweise die psychotherapeutische Arbeit bis hierher unterschwellig beim Entwickeln eines selbstsichereren Bewusstseins als Frau. Der Abschluss dieser Therapie sollte ein paar Monate voraus geplant werden. Ganz besonders sollte dabei das Sicherheitsgefühl von Sandrina mit berücksichtigt werden. Beispielsweise kann das dadurch geschehen, indem sie bestimmt, wie viele Stunden sie braucht, um die Therapie abschließen zu können und indem ihr Raum angeboten wird für sämtliche schwierigen und möglichen ambivalenten Gefühlen dabei.

Das CFT-Therapiekonzept sieht für die einzelnen Schritte keine starre Reihenfolge vor, sondern ist flexibel je nach dem, was für einen Klienten aktuell passt. Klienten bewegen sich in sehr unterschiedlicher Geschwindigkeit durch die einzelnen Schritte. Gelegentliche Schritte zurück gehören zum Therapieprozess. Während des gesamten Verlaufs wird regelmäßig die Qualität der Therapiebeziehung reflektiert.

Mit der Geburt entwickelten wir vom ersten Tag unseres Lebens an Strategien, um in Kontakt mit unserer Umgebung treten zu können und um durch die Bezugspersonen beantwortet zu werden, uns sicher zu fühlen und beruhigen zu können. Schutz, Besänftigung, Beruhigung, Trost, Versorgung, Ermutigung und Bestätigung sind wichtige kindliche Bedürfnisse, die später, je nachdem wie unsere Erfahrungen waren, durch geschicktere oder weniger günstige Muster in unseren Erwachsenenbeziehungen und auch der Therapiebeziehung weiter gesucht werden. Wie versuchte damals das Kind, die Eltern und heute der Klient den Therapeuten zu manipulieren, um das Gewünschte zu bekommen? Wie bringt er sich möglicherweise dabei ungewollt selbst zum Scheitern?

Sandrina versuchte zunächst, von der Therapeutin Schutz und Zuwendung zu erfahren, indem sie diese zu überzeugen versuchte, dass sie keinen und auch nicht ihren eigensten Ansprüchen gerecht werden konnte. Sie konnte nicht den geringsten Druck tolerieren und versuchte, der Therapeutin klar zu machen, dass sie zu nichts fähig und dumm sei. Als das wurde sie von ihrer Mutter bezeichnet, als sie noch ein Kind war.
Ein großer Teil des oben beschriebenen Therapieprozesses drehte sich darum, Sandrinas Leben in Richtung eines verantwortungsbewussten und von ihren eigenen Werten getragenen Lebens zu bewegen.

4.3 Fazit

„To keep a lamp burning, we have to keep putting oil in it.“
(Mutter Theresa, zitiert auf der CFT list-serve, 2014)

Das vorgelebte und vermittelte Mitgefühl durch den Therapeuten ist ein wichtiger, bewegender und berührender Wirkfaktor in Therapien. Mitgefühl erleben nicht wenige Klienten zum ersten Mal richtig in ihrem Leben im Rahmen einer Therapie. Die Beantwortung und Benennung der erwähnten frühkindlichen, damals oft ungenügend und nicht beantworteten Grundbedürfnisse nährt das Beruhigungs- und Fürsorgesystem von Klienten. Das wiederum ermöglicht Klienten, sich für weitere angestrebte und oft erstaunliche Entwicklungsschritte zu öffnen. Ein CFT-Therapeut ist motiviert, sein eigenes Mitgefühl stets weiterzuentwickeln und zu vertiefen. Er kennt die Hindernisse und Blockaden seines Mitgefühls wie auch seine persönlichen Vermeidungsstrategien in Therapien sehr genau und kümmert sich verantwortungsbewusst und beherzt um den professionellen Umgang mit diesen. Das Mitgefühl des Therapeuten ist für Klienten und Therapien wie das Öl in der Lampe, das sie am Flackern hält.

5 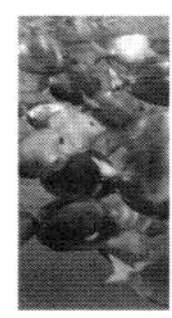 Evaluation und Herausforderung

5.1 Studien und ihre Kernaussagen

> „Forschungsergebnisse belegen, dass die Übung von Mitgefühl mit anderen und mit sich selbst eine Reihe von Vorteilen für die Gesundheit hat und Beziehungen deutlich verbessert.“ *(Gilbert 2009, 109)*

Neben Untersuchungen mit nicht-klinischen Gruppen und Rauchern wurden inzwischen auch Studien mit Patienten mit verschiedenen psychopathologischen Störungsbildern durchgeführt. So wurde die Anwendbarkeit und Wirksamkeit von CFT etwa bei Patientengruppen mit Depressionen, Angststörungen, Essstörungen und auch Psychosen untersucht.
Unter den interessanten Untersuchungen über die Anwendung von CFT bei Patienten mit psychotischen Störungsbildern sticht besonders jene von Brähler et al. (2013) vor allem wegen ihres eindrücklichen randomisierten Designs mit 40 Probanden hervor.

Einen guten systematischen Überblick über die wichtigsten klinischen CFT-/CMT-Studien verschafft die Arbeit von Leaviss & Uttley (2014). In dieser findet sich eine übersichtliche tabellarische Auflistung und eine kurze Beschreibung dieser Studien mitsamt ihren Resultaten. Insgesamt folgert diese Arbeit, dass Mitgefühl eine vielversprechende psychotherapeutische Intervention besonders bei der Arbeit mit Klienten mit der Tendenz zu ausgeprägter Selbstkritik ist.

Mehrere Studien erfolgten als Einzelfallstudien oder als empirische Untersuchungen an Stichproben. So schufen etwa Gilbert und Procter in ihrer Studie von 2006 einen Überblick sowohl über die Rolle von Scham und Selbstkritik im Zusammenhang mit psychischen Störungen als auch über die Wichtigkeit der verschiedenen Emotionsregulierungssysteme und über die Theorie und Praxis des CMT (dem Übungsteil der CFT). Sie folgern, dass CMT eine nützliche Intervention sein kann besonders bei Patienten mit chronischen psychischen Schwierigkeiten aufgrund eines traumatisierenden Hintergrundes.

Beaumont et al. (2012) haben die klassische kognitive Verhaltenstherapie (KVT) verglichen mit einem Therapieprotokoll für PatientInnen mit Posttraumatischer Belastungsstörung (PTBS), das die CMT als zusätzliche Komponente zur KVT hinzufügt. Es konnten messbare Vorteile der CMT dargestellt werden.

Schließlich soll noch auf die Studie von Boellinghaus et al. (2013) hingewiesen werden, die die Effekte von Selbstfürsorge und Mitgefühl bei Psychotherapeuten in ihrer psychotherapeutischen Weiterbildung untersuchte. Im Rahmen eines Trainings der Meditation der Liebevollen Güte (Metta) (s. Kapitel 9) explorierten sie in dieser Studie, wie Therapeuten in Ausbildung das Training dieser spezifischen Meditation tiefgründig erfahren hatten. Sie ließen zwölf Probanden, die bereits früher einen Kurs in Mindfulness Based Cognitive Therapy (MBCT) absolviert hatten, an einem sechsteiligen Liebevolle-Güte-Meditations-Kurs teilnehmen und befragten diese anschließend über ihre Erfahrung. Interessanterweise bestätigten die Probanden, dass durch diese Übungspraxis ihre Selbstwahrnehmung, ihr Mitgefühl für andere und sich selbst sowie ihre therapeutische Präsenz einerseits gesteigert wurden, sie diese aber gleichsam auch als emotionell herausfordernd erlebten. Die Autoren dieser Studie schlagen aus ihren Resultaten heraus vor, bereits Therapeuten in Ausbildung anzubieten, ihre Selbstfürsorge und ihr Mitgefühl durch ein spezifisches Training erhöhen zu können. Wegen des emotionellen Einflusses solcher Übungen wird die Wichtigkeit einer sorgfältigen Unterweisung betont. Die Resultate dieser Studie bilden eine Plattform für die zukünftigen interessanten empirischen Forschungen auf diesem Gebiet.

Zusammenfassend kann gesagt werden, dass die aktuelle Datenlage deutliche Hinweise gibt auf die Anwendbarkeit und Wirksamkeit von CFT bei einem breiten Spektrum von Patienten mit psychischen Störungen. Insbesondere für Menschen mit starkem Schamerleben und ausgeprägter Selbstkritik konnte der Ansatz als eine vielversprechende Methode wissenschaftlich bestätigt werden.

5.2 Diskussion und kritische Überlegungen

Die CFT stützt sich auf mehrere verschiedene Hintergrundtheorien. Für die klinische Arbeit ist es sehr praktikabel, diese vornehmlich in ihrem Ansatz und leicht verständlich zu erklären. Der Preis für die Vereinfachungen ist, dass diese Theorien ein wenig im Hintergrund bleiben. Besonders die Theorien der drei Emotionsregulierungssysteme, der neurophysiologischen Hintergründe und des Konzeptes der verschiedenen Selbst, werden im CFT-Ansatz teils etwas wenig vertieft. Davon betroffen sind aber hauptsächlich theoretisch interessierte subtil denkende Personen und solche, die sehr kritische Vergleiche psychologischer Wissenschaftstheorien anstellen.

In Bezug auf das Verständnis von Scham in der CFT bleibt die Diskussion offen, ob es sich bei dieser um etwas inhärent Pathologisches handelt und damit um etwas, dem kaum gesunde Funktionen zugeschrieben werden kann. Nathanson (1994), Schneider (1992) und Broucek (1991) als wichtige und bekannte Autoren des Themas der Scham haben einen solchen Standpunkt nie vertreten. Mögliche schützende soziale Funktionen von Scham werden in der CFT ganz im Gegensatz zu Schuldgefühlen kaum differenziert herausgearbeitet. Man kann den Eindruck gewinnen, dass Scham in der CFT teils etwas einseitig als Aktivator nur des Alarm- und Selbstschutzsystems betrachtet wird.

6 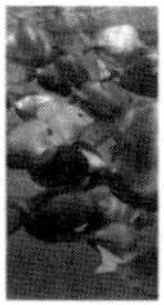 Ausblick auf zukünftige Entwicklungen

6.1 Das präventive Potential der CFT

Bislang konnte der positive Effekt von CFT für Klienten mit starker Scham und Tendenz zu ausgeprägter Selbstkritik durch Studien nachgewiesen werden. Es wäre wünschenswert, mit weiteren Daten zu zeigen, dass CFT für einen viel größeren Rahmen von Patienten eine sehr hilfreiche und effektive therapeutische Methode sein kann. Momentan bestehen Bestrebungen der Gruppe um Gilbert, den Nutzen der CFT und von deren mitgefühlsfokussierten Interventionen auch außerhalb des psychotherapeutischen Rahmens wie beispielsweise im Gesundheitswesen, den Schulen oder der Politik zugänglich zu machen. Dort soll mehr und mehr auch das präventive Potential des CFT-Ansatzes erkannt werden. Besonders wünschenswert wäre mehr Anerkennung und Interesse an der präventiven gesundheitsförderlichen Wirkung von Mitgefühl bei noch ganz „kleinen" und selbst noch ungeborenen Menschen und Patienten. Wenn mitgefühlsfokussierte Interventionen und eine mitfühlende Grundhaltung in der Geburtsvorbereitung, in der Perinatologie, bei der Behandlung und Betreuung von Frühgeborenen, gesunden sowie kranken Babys und deren Eltern Eingang gefunden haben, dort auch Kind und Eltern damit in Berührung gebracht und vertraut werden, können sie potentiell ihre stärksten präventiven Effekte entfalten.

Russell Kolts, ein Vertreter der CFT, und Chris Germer betonen die Dringlichkeit und engagieren sich ganz besonders dafür, Mitgefühl vermehrt in der männlichen Welt zugänglich zu machen. Dafür scheint in der Zukunft noch eine enorme Arbeit vor uns zu liegen. Sie beinhaltet beispielsweise, Mitgefühl von seinen missverstandenen Attributen zu befreien und vermehrt seine bestärkende und mutige Facette bekannt werden zu lassen (s. Kapitel 3.6).

6.2 Künftige Forschungsschwerpunkte

Wie weiter oben beschrieben, liegen erste Erfahrungen über den Nutzen von Liebevolle-Güte-Übungen für Therapeuten vor (Boellinghaus 2013). Daraus stellen sich beispielsweise Fragen, wie viel Training in dieser spezifischen Meditation erforderlich ist, bis Therapeuten für ihre Arbeit von dieser profitieren. Und wie genau beeinflusst diese Übung die therapeutische Beziehung? Eine vergleichbare zu erörternde Frage ist, wie viel eigene Erfahrung Therapeuten in den Mitgefühlsübungen der CFT brauchen, um diese den Klienten sorgfältig weiter vermitteln zu können.

Weitere Daten zu CFT als Augmentation anderer Therapieformen wie beispielsweise der Akzeptanz- und Commitmenttherapie (ACT), der Dialektisch-Behavioralen Therapie (DBT) oder der Mindfulness Based Cognitive Therapy (MBCT) könnten neue Perspektiven eröffnen.

Leaviss & Uttley (2014) fordern in ihrem Paper Daten über die Nachhaltigkeit der Wirkung von CFT-Interventionen durch Follow-up-Studien. Kolts schlägt eine vermehrte und detailliertere Prozessforschung vor, um spezifische Wirkfaktoren der CFT genauer zu erfassen.

Schließlich diskutieren Leaviss & Uttley (2014) im oben erwähnten Paper CFT als Evidenz Basierte Therapieform (EBT). Auch wenn in vielen Versorgungssystemen nur EBT-Methoden akzeptiert werden, ist zu bedenken, dass diese Methoden nur einen geringen Teil der Varianz der Wirksamkeit von Psychotherapie erklären vermögen. Andere Faktoren wie die therapeutische Beziehung, in Patienten implizite Faktoren sowie externe werden dabei als weniger wichtige eingestuft. Für die CFT bleibt die Diskussion aktuell, ob weitere qualitativ hochwertige randomisierte Kontrollstudien (RCTs) ein wichtiger Schritt sind, um CFT langfristig auch als wissenschaftlich akzeptierte Therapiemethode besser zu etablieren.

7 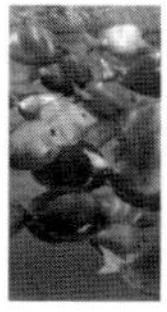 Mit der CFT verwandte Schulen

Neben Paul Gilbert gibt es weitere Vertreter der Psychotherapie- und Mitgefühlsforschung, die im deutschsprachigen Raum bekannt wurden: Kristin Neff und Christopher Germer begründeten das Mindful-Self-Compassion Programm (MSC) und das Center for Mindful Self-Compassion in den USA. Dieses Programm bietet Interessierten vorwiegend einen achtwöchigen Gruppenkurs an. Erik van den Brink und Frits Koster entwickelten das Mindfulness-Based Compassionate Living (MBCL) und unterrichten es bisher weitgehend in Europa. Sie verstehen ihren Ansatz als Aufbau und Vertiefung für Absolventen des Mindfulness-Based Stress Reduction (MBSR) Kurses. Auch sie übernehmen für dieses Programm die Form eines achtwöchigen Gruppenkurses. Dennis Tirch schlägt die Brücke zwischen den beiden Therapieansätzen ACT und CFT, beispielsweise, indem er den evolutionstheoretischen Hintergrund der CFT in die Gedankengebäude der ACT einfließen lässt und umgekehrt die werteorientierte Basis, die die ACT kennzeichnet, mit der CFT verflechtet.

Schließlich sei der Masterstudiengang „Studies in Mindfulness“, den die Universität in Aberdeen in Großbritannien anbietet, erwähnt. Die Studierenden erhalten eine umfassende und gleichwertige akademische und praxisbezogene Ausbildung in Achtsamkeit, Mitgefühl, Selbstmitgefühl und Innenschau (Insight). Paul Gilbert und seine Mitarbeiter spielten bei der Entwicklung dieses Studiums eine wichtige Rolle.

In den USA bietet die Stanford Universität am Center For Compassion And Altruism Research And Education (CCARE) ein akademisches Studium mit der Erforschung von Mitgefühl und Altruismus an. Für den Aufbau und die Konzeption des CCARE mitverantwortlich war unter anderen Thubten Jinpa, der ehemalige tibetische Mönch und charismatische langjährige Englisch-Dolmetscher des Dalai Lama.

Auch das professionelle Weiterbildungsprogramm in mitfühlender Sterbebegleitung für im Gesundheitswesen tätige Interessierte *Being With Dying* soll nicht unerwähnt bleiben. Es wurde von der Anthropologin und Zen-Priesterin Roshi Joan Halifax in den letzten 40 Jahren entwickelt.

Weiter gibt es auf dem ganzen Globus das Angebot der säkular ausgerichteten *Cultivating Emotional Balance (CEB)* Kurse, die von den bekannten Wissenschaftlern Paul Ekman, Alan Wallance und Richard Davidson entwickelt wurden und teilweise von diesen unterrichtet werden.

Weiter soll noch das von Tanja Singer am Max-Planck Institut für Kognitions- und Neurowissenschaften säkular ausgerichtete *ReSource-Projekt* erwähnt werden, das die Kultivierung von Mitgefühl im Rahmen eines rund neunmonatigen Kurses zum Ziel hat.

Der gemeinsame Verdienst von ihnen allen ist die systematische Erforschung des Nutzens und die Entwicklung und Implementierung von Mitgefühlspraktiken in die westlichen Gesellschaften, das Gesundheitswesen und in die Psychotherapien.

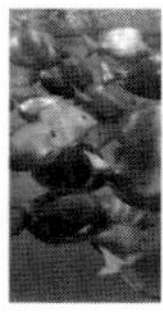

8 Zusammenfassung

Die CFT hat ihre Wurzeln in der Evolutionspsychologie, Neurobiologie und Bindungslehre. Dabei hebt sie besonders die funktionale Analyse und Entwicklung basaler sozialer Motive hervor. Sie bringt diese in Zusammenhang mit drei verschiedenen Emotionsregulierungssystemen. Zum einfacheren Verständnis werden das Alarm- und Selbstschutzsystem, das Antriebs- und Anreizsystem und das Beruhigungs- und Fürsorgesystem unterschieden.

Vor über 200 Millionen Jahren entwickelten unsere Vorfahren eine Reihe neuer kognitiver Kompetenzen wie die der Vernunft, Reflexion, Vorausschau, Vorstellungskraft, Mentalisierung und vor allem auch der Entwicklung eines Sinnes für das eigene Selbst im sozialen Kontext. Diese neuen Fertigkeiten können mitbeteiligt sein an erheblichen Schwierigkeiten bei der Organisation älterer motivationaler und emotionaler Systeme. Die CFT postuliert deswegen, dass die komplexe Zusammenarbeit älterer und neuerer Gehirnfunktionen uns potentiell anfällig macht für destruktives Verhalten und die Entwicklung psychischer Erkrankungen. Die CFT betont daneben aber mindestens genauso die Notwendigkeit und Dringlichkeit, dass wir Menschen unsere verbindenden, fürsorglichen und altruistischen Qualitäten und Verhaltensweisen weiter entwickeln und im Alltag vermehrt umsetzen. Unser Potential dazu bildet die Möglichkeit, oben erwähnten möglichen destruktiven Impulsen etwas Kraftvolles entgegen zu halten und das Verhalten mehr zu modulieren. Die CFT hebt so die Bedeutung der Entwicklung unseres Mitgefühls, unserer Verbundenheit und Fürsorglichkeit für eine gesunde Organisation unserer neurobiologischen Funktionen hervor. Sie erachtet diese als Basis von prosozialen und mental gesunden Lebenswegen.

Für die klinische Arbeit postuliert die CFT zusammenfassend folgende Punkte:

- Das menschliche Gehirn ist vornehmlich durch soziale Prozesse für soziale Prozesse entwickelt. Die Mechanismen dabei werden zunehmend verstanden und in die psychotherapeutische Arbeit integriert.

- Als zentrale Prozesse, die unsere Emotionen und unseren Sinn für unser Selbst regulieren, gelten unsere Kapazität der Fürsorglichkeit, Verbundenheit und Zugehörigkeit.
- Psychische Schwierigkeiten sind häufig verwurzelt in gestörten sozialen Interaktionen, welche von einem Defizit an Fürsorglichkeit von und für andere und an (Selbst-) Mitgefühl begleitet sind.
- Scham und ausgeprägte Selbstkritik sind verbreitete Symptome, häufig mit sozialer Funktion und besonders bei affektiven Störungen wie Depressionen. Solchen Symptomen kann durch das Nähren des Beruhigungs- und Fürsorgesystems wirksam begegnet werden.
- Der Therapeut ist für Klienten ein lebendiges menschliches Modell, das Mitgefühl ausdrückt und weitervermittelt.
- Der Therapeut ist eine Figur der sicheren Bindung. Er bildet eine sichere Basis, von welcher aus Klienten mit ihren schmerzhaften Belastungen und leidvollen Erfahrungen arbeiten können.

9 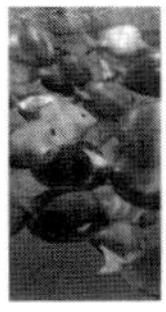 CFT-Übungen

9.1 Die Absicht wirkt – nicht das Ergebnis

Im folgenden Kapitel sollen die wichtigsten CFT-Übungen vorgestellt werden. Es sei bereits ganz zu Beginn betont, wie wichtig eine klare Motivation und Absicht als Basis für diese Übungen sind. Sie verleihen den Übungen die Kraft, sich mit den eigenen Abgründen auseinander zu setzen und stiften daher Sinn. Zu versuchen, ein *Mitfühlendes Selbst* mittels unserer Vorstellungskraft zu entwickeln, ohne zu wissen, für was wir das tun sollen, ist ungefähr so, also wollten wir mit angezogener Handbremse mit dem Auto losfahren.

Die Orientierung bei den meditativen Übungen an der Absicht anstatt an einem Ziel, das durch sie zu erreichen sei, unterstützt die wichtige offene und günstige Grundhaltung dafür. Nicht nur ungeduldigen Praktizierenden gegenüber kann nicht oft genug betont werden, dass der heilsame Effekt und Benefit des Meditierens nicht unmittelbar eintreten kann und muss. Bei jeder Übung und jedem Mal, bei dem wir eine solche durchführen, lassen wir uns auf Neuland ein, auf eine große Ungewissheit, was wir erleben werden und was herauskommen wird. Für uns mit gewöhnlich gut antrainierter Zielorientiertheit ist es manchmal kaum zu fassen, dass das kurzfristige Ergebnis einer meditativen Übung nicht kontrollierbar ist. Es ist die Absicht und nicht das gewünschte Ergebnis, mit der die einzelne Meditation durchgeführt wird, die steuerbar ist und über kurz oder lang Wirkkraft besitzt. Wenn wir also beispielsweise *Beruhigender Atemrhythmus* üben, können wir zunächst für uns klären, wozu wir das tun. Wir könnten uns z.B. sagen, wir möchten diese Übung machen, um unsere emotionelle Stabilität zu fördern, was uns und unserer Umgebung sehr zu Gute kommen könnte. Sollten wir nicht beruhigter aus der Übung herausgehen, ist das kein Fehler oder Versagen bei der Übung, sondern gibt uns wertvolle Hinweise und Möglichkeiten für eine Auseinandersetzung damit, was uns tiefgründiger beschäftigt und beunruhigt. Im therapeutischen Kontext sind das in der Regel bedeutende Erlebensweisen von Klienten, denen unbedingt Beachtung und Raum geschenkt werden soll. Oft ist für

Übende spürbar, dass die Meditation gleichsam etwas hat, was spannend und hilfreich für sie sein wird, wenn möglichst regelmäßig geübt wird.

9.2 Übersicht über die Übungen

Die CFT-Übungen können in folgende Gruppen eingeteilt werden.

- Achtsamkeitsübungen
  - Grundhaltung
  - unseren ungezähmten Geist anerkennen
  - beruhigender Atemrhythmus: Slowing down and settling (s. Einleitung)
  - mitfühlender Body Scan
- mit Akzeptanz arbeiten
  - den inneren Beobachter kultivieren
  - R. A. I. N. Meditation
- Mitgefühl entwickeln
  - Safe place
  - mitfühlendes verbündetes Wesen
  - Mitgefühl bei intensiven schwierigen Emotionen
- das mitfühlende Selbst
  - Method-acting-Techniken
  - Mitgefühl für einen guten Freund oder Wohltäter
  - Mitgefühl für uns selbst
  - Vereinfachen oder Intensivieren
  - Wiederanknüpfen nach dem Self-Compassion-Break
  - Mitgefühl für schwierige Persönlichkeitsanteile
- den Kreis von Mitgefühl ausweiten
  - Metta-Meditation und die „Vier Unermesslichen“ (Liebevolle Güte, Mitgefühl, Mitfreude, Gleichmut)

Nach Klärung der oben beschriebenen Grundeinstellung gegenüber den Meditationen geht es um die Festigung einer stabilen Aufmerksamkeit anhand von Achtsamkeitsübungen. Diese ist sehr wichtig, um später die Aufmerksamkeit auf den mitgefühlsentwickelnden Übungen halten zu können. Die Unterteilung in Achtsamkeits- und Mitgefühlsübungen entspricht den zwei Mitgefühlspsychologien. Die Achtsamkeitsübungen lassen sich der *ersten Mitgefühlspsychologie* zuordnen. Sie unterstützen die Fertigkeit, sich für das, was auch immer innerlich erfahren wird, öffnen zu können. Dazu gehört, uns neben allem Freudvollen auch von schmerzhaften Empfindungen berühren zu lassen, diese beachten und halten zu lernen, um mehr über sie herausfinden zu können. Gewöhnlich brauchen Klienten Hilfestellung dabei, wie sie das tun können, ohne von schwierigen Emotionen überschwemmt zu werden. Im zweiten Teil *„mit Akzeptanz arbeiten"* werden zwei nützliche Übungen genau dazu vorgestellt. Wenn es schließlich gelingt, schmerzhafte innere Wahrnehmungen halten zu können, kann die *zweite Mitgefühlspsychologie* ins Spiel kommen. Diese impliziert das Engagement, sich um den erfahrenen Schmerz zu kümmern und den tiefen Wunsch, ihn zu lindern. Bei den Übungen aus dem dritten Teil *„Mitgefühl entwickeln"* und dem vierten Teil *„das mitfühlende Selbst"* geht es darum, ein stabiles Mitgefühl für sich selbst zu entwickeln. Ist ein solches wenigstens in einem gewissen Ansatz entwickelt, können andere Wesen miteinbezogen werden. Im fünften Teil *„den Kreis von Mitgefühl ausweiten"* wird die Selbstbezogenheit aufgelöst und Mitgefühl weitherzig nach außen gerichtet. Die Praxis der Übungen aus dem fünften Teil wird von vielen als äußerst heilsam und freudvoll erfahren.

Es gibt keine Regel, die besagt, dass beim Üben eine Reihenfolge befolgt werden müsse. Gerade für Menschen in helfenden Berufen ist Mitgefühl für andere Menschen oft selbstverständlicher und viel einfacher zu empfinden als für sich selbst. Wir werden weiter unten bei der Beschreibung der Übungen sehen, dass gerade die Metta-Meditationen viel Spielraum bieten, Mitgefühl abwechselnd auf andere und auch auf sich selbst zu richten.

9.3 Achtsamkeitsübungen

9.3.1 Grundhaltung

Auf folgende anhand von sechs Punkten beschriebene Ausgangshaltung bei der Sitzmeditation kann immer wieder zurückgekehrt werden. Sie bildet eine Art Rahmen oder Behälter, der uns den für die Übung notwendigen Halt gibt. Sie strahlt etwas möglichst Würdevolles, Sanftes und eine starke Präsenz aus. Es gehört dazu, dass wir beim Meditieren abgelenkt werden und aus dieser Sitzhaltung herausfallen. Wir können mit einem kleinen Teil der Aufmerksamkeit stets im Auge behalten, wie unsere Haltung ist, und sie wann immer nötig wieder korrigieren. Wenn die Übungen anstatt auf einem Sitzkissen auf einem Stuhl durchgeführt werden, empfiehlt es sich, wenn es die körperliche Verfassung erlaubt, sich nicht an der

Lehne des Stuhles anzulehnen. Auf dem Boden sitzen wir entweder auf einem Meditationskissen oder Meditationsbänkchen.

- Wir sitzen auf den Sitzhöckern.
- Der Rücken ist gerade und entspannt.
- Das Kinn ist leicht nach hinten unten geneigt.
- Die Nase liegt über dem Bauchnabel.
- Der Blick ist 45° nach unten geneigt oder die Augen sind geschlossen.
- Wir lassen eine starke Präsenz im Körper aufkommen.

9.3.2 Unseren ungezähmten Geist anerkennen

Nachdem eine Haltung gefunden wurde und Entspannung einkehren konnte, lautet die Instruktion dieser Übung folgendermaßen:

Entscheide Dich, zu sitzen und sonst nichts zu tun. Erlaube Dir, ganz präsent zu sein und zu beobachten, was geschieht, wenn Du dasitzt und nichts tust. Vermutlich wirst Du in überraschend kurzer Zeit feststellen, dass Dein Geist abdriftet, zu denken beginnt, zu planen, zu phantasieren oder sich vielleicht auch zu langweilen und müde wird. Was für Aktivitäten Du auch immer beobachten magst, bringe Deinen Geist einfach wieder sanft zum Hier-Sitzen und Nichtstun zurück. Wiederhole das immer wieder, wenn Du bemerkst, dass Dein Geist abgewandert ist.

Durch diese Übung lässt sich unser *ungezähmter Geist* sehr gut beobachten und kennenlernen. Zunächst entdecken wir, dass ohne gegebenen Fokus unser Geist fast automatisch einen solchen sucht und sich mit ihm zu beschäftigen beginnt. Selbst wenn wir uns mit Bestimmtheit entscheiden, nichts zu tun, lässt sich unsere geistige Aktivität nicht kontrollieren und stoppen und unser Geist gehorcht uns nicht. Wir verlieren uns in Gedanken, Beurteilungen, Problemlösungen, Wünschen und vielem mehr. Das alles wäre keine große Sache, wenn sich unser Geist von sich aus wenigstens mehrheitlich mit erfreulichen Angelegenheiten beschäftigen würde. Dazu scheint er jedoch nicht geschaffen. Er folgt eher seiner Tendenz, uns auf Gefahren und Unangenehmes hinzuweisen. Diese Übung lässt uns erfahren, dass das, womit unser Geist sich auseinandersetzt und worauf er sich fokussiert, unsere Emotionen und unseren Körper stark beeinflusst. Worauf wir unsere Aufmerksamkeit lenken, wirkt sich demnach bedeutsam auf unsere innere Erlebniswelt aus.

9.3.3 Mitfühlender Bodyscan

In Anbetracht unseres permanent aktiven, bewegten und unkontrollierbaren Geistes bietet unser Körper wichtige Möglichkeiten, unsere Aufmerksamkeit zurück zum gegenwärtigen Moment zu bringen, uns zu verankern und zu stabilisieren. In diesen Übungen begegnen wir unserem Körper als einem mehrschichtigen Raum von Wahrnehmungen und Energieströmen. Mit der Aufmerksamkeit wandern wir durch diesen Raum und verweilen jeweils für eine Weile an bestimmten Körperstellen. Wir achten auf Empfindungen an der Oberfläche wie der Haut genauso wie auf solche in den tieferen Schichten des Körpers. Wir werden auf unterschiedlichste Empfindungen stoßen und angenehmere und unangenehmere, intensivere und subtilere entdecken. Wir können bewusster wahrnehmen, wie sich emotionelle Reaktionen und Gedanken auf verschiedene Körperpartien auswirken. Als unser Gefährt für alle unsere Erinnerungen kann die Beziehung zu unserem Körper belastet werden und kompliziert sein. Das ist ganz besonders in Therapien mit traumatisierten Klienten sorgfältig mit zu berücksichtigen. Bei Klienten mit sehr aversivem Bezug zu ihrem Körper kann der Bodyscan eine emotionelle Überforderung sein. Unter Literaturempfehlungen finden Leser mit Interesse für die Körpertherapie traumatisierter Klienten Hinweise auf das Werk von Peter A. Levine.

Der Bodyscan wird auf viele unterschiedliche Arten durchgeführt. Hier soll auf zwei Varianten verwiesen sein, um mit ihm zu arbeiten: Eine erste, bei der eine ursprüngliche Achtsamkeit gegenüber dem Körper betont wird, und eine zweite Form, bei der eine mitfühlende Aktivität mit ins Spiel kommt und die vor allem helfen soll, schwierige Wahrnehmungen und Gefühle in einer warmen Präsenz halten zu können. Die achtsame Aktivität registriert relativ nüchtern den inneren Strom von Empfindungen und Gefühlen und bringt unseren Geist, wenn er abgewandert ist, wieder zur Körperpartie zurück, bei der wir waren. Schritt für Schritt wandern wir so mit dem Erlebnisstrom durch unseren Körper und lassen dabei eine Körperpartie nach der anderen wieder los. Das mitfühlende Element lässt uns selber tiefer einstimmen auf die Empfindungen unserer inneren Welt. Es erlaubt uns, den schwierigen Empfindungen, auf die wir stoßen, mit einer sanften interessierten Aufmerksamkeit zu begegnen und sie für eine Weile zu halten anstatt reflexartig wegzustoßen. Die technische

Erweiterung bei dieser Form ist sehr einfach. Wir atmen ruhig und tief solange wir wollen in die unangenehme Empfindung an der betroffenen Körperpartie hinein und beobachten, was geschieht. Dieses mitfühlende Halten und Atmen in die Empfindung kann ein sehr wirksames Schlüsselinstrument werden im Umgang mit emotionellen Erschütterungen. Wenn wir uns, anstatt von der vielleicht beengenden und unangenehmen begleitenden Körperreaktion abwenden, uns um diese zu kümmern beginnen, wird der Körper zum Mittel, um uns wieder zu beruhigen und zu stabilisieren. Es empfiehlt sich, sich vor der Übung für die eine oder andere Form zu entscheiden.

Meistens wird der Bodyscan im Liegen durchgeführt. Wenn Du lieber sitzen möchtest, ist das jedoch kein Hindernis. Schließe Deine Augen sanft und achte einen Moment lang auf die Bewegung des Zwerchfells, wenn Du atmest. Nimm dann Deinen Körper zunächst in seiner Gesamtheit wahr. Bemerke Deine Körpergrenzen durch die Haut, Dein Körpergewicht, und wie Dich die Schwerkraft nach unten zieht. Achte auf die Körperpartien, die den Untergrund, der Dich trägt, berühren. Wenn Du möchtest, kannst Du Deine rechte Hand auf dein Herz legen als Signal, Dich auf eine liebevolle Weise um Dich zu kümmern. Stell Dir vor, dass die Aufmerksamkeit, mit der Du nun durch den Körper fährst, begleitet wird von einer wärmenden leuchtenden Freundlichkeit. Bringe dann Deine Aufmerksamkeit zu Deinen beiden großen Zehen und achte auf die Empfindungen dort, ohne etwas hinzuzufügen. Verweile einen Moment und öffne den Fokus dann für die anderen Zehen, die Fußsohle und die anderen Partien Deines Fußes. Fahre dann Schritt für Schritt vorwärts zum Fußgelenk, Unterschenkel, den Knien und Oberschenkeln. Registriere jeweils die Empfindungen mit einer offenen Aufmerksamkeit und fahre dann fort. Bringe jetzt Dein Gesäß in den Fokus und betrachte, was Du hier empfindest. Falls Dein Geist zwischendurch abwandert, ist das völlig normal. Wenn Du es bemerkst, bringe die Aufmerksamkeit einfach auf sanfte Weise wieder zurück zu der Körperpartie, bei der Du zuletzt warst. Fahre auf diese Weise weiter zum Bauch und zum Oberkörper, zum unteren und oberen Rücken und zu den Schultern. Beachte genau, was Du an den einzelnen Partien empfindest. Falls eine Empfindung schwach oder gar nicht spürbar ist, ist es nicht nötig, etwas dazu zu fügen. Genau so, wie die Empfindung ist oder nicht ist, ist sie in Ordnung. Bringe Deine Aufmerksamkeit nun zur Wirbelsäule und fahre sanft hinauf, bis sie auf den Schädel trifft. Fahre weiter zu den Armen, Händen und Fingern. Kannst Du in Deiner Handinnenfläche ein warmes Strömen wahrnehmen? Fahre

weiter und bringe die Aufmerksamkeit nun zu Nacken, Kopf, Gesicht. Wie ist die Spannung im Kiefer und im restlichen Gesicht?
Bringe nun die Aufmerksamkeit auf Deinen Unterbauch und atme ein paar Mal tief ein und aus. Achte darauf, wie der Atemstrom durch Deinen gesamten Körper fließt. Wenn Du möchtest, kannst Du zum Abschließen der Übung wieder Deine rechte Hand auf Dein Herz legen als Zeichen für die freundliche Weise, wie Du Dir und allen anderen Wesen begegnen möchtest.

9.4 Mit Akzeptanz arbeiten

Dieses Kapitel beschäftigt sich mit Akzeptanz als Voraussetzung für eine vertiefte Achtsamkeitspraxis und schließlich auch für die wiederum darauf aufbauenden weiter unten beschriebenen CFT-Mitgefühlsübungen. Folgende Metapher für Achtsamkeit, die dem Buch *Mindful Compassion* von Gilbert (2013) entnommen wurde, soll die Schwierigkeiten bei diesen Übungen illustrieren. Achtsamkeit zu praktizieren ist vergleichbar damit, in einen zunächst dunklen Raum zu treten. Durch die Praxis bringen wir Schritt für Schritt wie mit einem Dimmer Licht in den Raum. Dadurch können wir alle Dinge in diesem Raum beginnen, zu erkennen. Einige Gegenstände mögen uns spannend, nützlich oder angenehm erscheinen. Wir werden aber auch den gesammelten und liegen gelassenen Müll in verstaubten Ecken zu sehen bekommen – unangenehme Sachen, für die wir uns eventuell schämen und die wir nicht gerne zur Kenntnis nehmen.

Die Herausforderung besteht darin, wie wir mit dem Unangenehmen, auf das wir bei Achtsamkeitsübungen früher oder später stoßen werden, umzugehen verstehen. Eine weit verbreitete und auch sehr verständliche Reaktion auf unsere unangenehmen Empfindungen ist die, dass wir zunächst anstreben, sie loszuwerden. Dabei erscheint die menschliche Auswahl von Abwehr- und Vermeidungsmanövern schier grenzenlos. Die meisten Menschen erleben, wie kurzfristig der Vorteil dabei ist und wie wenig hilfreich solche Manöver langfristig sind. Auch mit bestem Willen lassen sich unsere unangenehmen Empfindungen nicht loswerden. Vermeidung von unangenehmen Empfindungen kann als Gegenteil von Akzeptanz verstanden werden. Akzeptanz im Zusammenhang mit inneren Erfahrungen ist ein delikates Wort, das im Folgenden wieder in Anlehnung an Gilberts *Mindful Compassion* (2013) genauer erläutert werden soll.

Akzeptieren heißt wissen, was innerlich geschieht, während es geschieht, ohne es zu verurteilen. Das Objekt von Akzeptanz ist vielmehr die Moment-zu-Moment-Erfahrung als die Hintergründe und Ursachen oder die Person selbst dabei. Akzeptanz öffnet einen Raum, um eine innere Erfahrung herum, so dass uns sowohl die Erfahrung, eventuelle Schwierigkeiten wie auch unsere Reaktion darauf bewusst werden. Akzeptieren heißt jedoch nicht, dass wir beginnen, etwas Ungutes und Unangenehmes als etwas Gutes zu befinden. Es bedeutet keinesfalls, dass wir das gern haben müssen, was wir innerlich empfinden. Es bedeutet, dass wir uns darüber, was wir empfinden, nichts vormachen. Diese Ehrlichkeit und Offenheit ist die Basis, auf der eine Veränderung geschehen kann. Darüber, auf welche Weise Vermeidung unangenehmer Empfindungen uns in nächste Schwierigkeiten hineinmanövrieren kann, lehrte der historische Buddha im bekannten *Sutra des Pfeils* (Hanson 2009). Gemäß dieser Unterweisung ist selbst der Weiseste und Begnadetste nicht davor gefeit, vom ersten Pfeil getroffen zu werden, dem des unvermeidbaren Schmerzes, den das Leben durch Krankheiten, Alter und schmerzliche Verluste an uns heranträgt. Die meisten von uns lassen sich aber zudem noch von einem zweiten Pfeil treffen, der noch sehr viel schmerzhafter ist als der erste, weil er direkt neben der ersten Wunde landet. Dieser zweite Pfeil ist der des Nicht-Annehmen-Könnens, des Dagegen-Ankämpfens und Nicht-Bereitseins, die erste Verletzung zu betrachten und sich darum zu kümmern.

Im Kreise der an Mitgefühl-basierter Psychotherapie Interessierten entwickelte sich in den letzten Jahren eine Adaption dieser Lehre des historischen Buddhas für die moderne westliche Welt. Das ursprüngliche *Sutra des Pfeiles* wurde um einen weiteren, dritten Pfeil erweitert. Dieser entspricht der Scham, die so viele Menschen zusätzlich zum ersten und zweiten Pfeil trifft. Der dritte Pfeil steht für das uns Hinterfragen und Schlussfolgern, beispielsweise dass der erste Pfeil uns nur treffen konnte, weil mit uns etwas Fundamentales nicht in Ordnung ist. Der erste Pfeil verursacht Schmerz, während der zweite und dritte Pfeil die Ursache für Leiden schaffen.

Im Folgenden sollen zwei Übungen vorgestellt werden, die den Prozess des offenen interessierten Akzeptieren-Könnens verstärken, ohne dabei Gefahr zu laufen, von Gefühlen überwältigt zu werden.

9.4.1 Den inneren Beobachter kultivieren

Durch systematisches Üben können wir lernen, zwischen unserem Anteil zu unterscheiden, welcher anteilnehmend beobachtet, und der eigentlichen Erfahrung, die beobachtet wird. Wir lernen, einen Schritt zurückzutreten von einer Empfindung und sie als das, was sie ist, zu betrachten, ohne nur darin verwickelt zu bleiben. So bekommen wir den Erlebnisstrom in uns mit, der sich andauernd wandelt. Eine Empfindung kommt auf, bleibt für einen Moment und verschwindet wieder und macht einer nächsten Platz. Der Beobachter ist dabei nicht ein neutraler kalter sachlicher Teil. Er ergreift immer kompromisslos Partei für uns! Er beobachtet mit einem engagierten, neugierigen, liebevollen und unterstützenden Blick. Im therapeutischen Kontext laden wir unsere Klienten dazu ein, einen Schritt zurückzutreten und eine Erfahrung aus sicherer Distanz mit annehmendem, verständnisvollem Blick zu betrachten, auch wenn die Hintergründe noch völlig unklar sein mögen.

9.4.2 Achtsamkeit bei intensiven schwierigen Emotionen: R.A.I.N. Meditation

Vor rund 13 Jahren haben Psychologen aus den USA ein neues Achtsamkeitstool entwickelt, das besonders die Arbeit mit intensiven und überfordernden Emotionen unterstützt. Es wurde zuerst durch Michelle McDonald, später durch weitere Versionen u.a. von Rick Hanson, James Baraz (2011) und Tara Brach (2014) unter dem Namen RAIN bekannt, ein Akronym für vier Schritte eines Prozesses, der besonders das Annehmen solcher Emotionen erleichtern kann. RAIN steht für:

- **R**ecognize what is happening (Erkenne, was geschieht).
- **A**llow to experience the present moment (Erlaube Deinen Empfindungen zu sein, wie sie sind).
- **I**nvestigate with kindness and interest (Untersuche Erfahrungen liebevoll und interessiert).
- **N**on-Identification (Identifiziere Dich nicht damit).

Wenn es gelingt, intensive Emotionen nicht wegzustoßen und sich aber auch nicht in ihnen zu verlieren, wird ersichtlich, wie diese wie alles andere auch sich in einem stetigen Fluss mit kleinen Veränderungen befinden. Sie haben einen Anfang, lodern für eine Weile auf und wandeln sich schließlich in etwas Neues oder machen Platz für neue Empfindungen.

Recognize what is happening

In der Mythologie gibt es Monster oder Dämonen, die so lange über ihre furchterregenden Kräfte verfügen, bis die Heldin oder der Held sie bei ihrem Namen nennen kann. Vergleichbar verhält es sich mit unseren Emotionen. Diese zu benennen, kann ein erster effektiver Schritt sein, ihnen die Kraft über uns zu nehmen. Wenn wir orientiert sind darüber und bezeichnen können, was uns im Hier und Jetzt gerade widerfährt, ob Erfreuliches oder Schwieriges wie Ärger, Eifersucht oder schlicht Unklarheit und Verwirrung, scheint uns das zu strukturieren und Halt geben zu können.

Allow to experience the present moment

Die gegenwärtige innere Erfahrung zuzulassen und anzunehmen bedeutet, jeden Plan und jedes Programm für eine Manipulation und Veränderung derselben vollständig loszulassen. Sobald wir uns etwas anderes zu wünschen beginnen als das, was wir gegenwärtig erfahren, beginnen wir das zu vermeiden, was gerade ist. Damit einhergehend schaffen wir den Nährboden für auch noch so subtile Aversionen gegen das, was wir empfinden. Wir schießen so gerade den oben erwähnten berühmten zweiten Pfeil ab. Schmerzhafte Empfindungen zuzulassen und zu halten ist alles andere als einfach. Es hilft, ihren natürlichen Fluss und auch ihre feinste Flüchtigkeit zu beobachten. Ebenfalls kann eine verbindliche Abmachung mit uns selbst bekräftigend sein, uns selbst mit welchen Empfindungen auch immer unter keinen Umständen im Stich zu lassen. Die negativen Empfindungen sind genauso Teil von uns wie die schönen und verdienen es ebenso, wertschätzend behandelt zu werden. In ihnen stecken häufig sehr viele wertvolle Informationen für unsere weitere Entwicklung. Es spricht viel dafür, uns für sie zu interessieren.

Investigate with interest and kindness

Wenn wir einmal eine Empfindung erkennen und halten können, wird es möglich, diese genauer zu untersuchen. Wir erkunden, wie sie sich genauer auswirkt auf unser körperliches Gewahrsein, unsere Gedanken und Emotionen. Es geht nicht darum, Ursachen verstehen zu wollen. Im Vordergrund steht, die Empfindung in ihrer Gesamtheit neugierig, genauer und mit Engagement für uns selbst zu betrachten. Was geschieht genau in uns, wenn wir z. B. traurig oder verärgert sind? Wo im Körper ist die Empfindung am deutlichsten wahrnehmbar? Welche Qualität hat sie dort? Welchen Raum nimmt sie im Körper ein? Gibt es etwas zu ihrer Oberflächenbeschaffenheit zu sagen? Ist diese hart, scharf, eckig oder rundlich und eher flach und weich? Welche Bilder gehen damit einher und welche Gedanken, Wünsche und Phantasien? Welche anderen eventuell nachfolgenden Gefühle werden geweckt? Wir registrieren mögliche subtile Veränderungen der Empfindungen von Moment zu Moment. Wie schnell verändern sie sich? Werden sie intensiver und schwieriger oder milder und leichter für uns? Mit der Zeit realisieren wir, dass der Teil in uns, der beispielsweise traurig oder wütend ist, ein anderer Teil ist als der, der das gesamte Erleben beobachtet. So wird mit der Zeit die Vorstellung, uns für intensive schwierige Gefühle zu öffnen, überwältigender als es dann tatsächlich ist, wenn wir es tun. Wir sind neben dem eigentlichen Erleben ja auch noch beschäftigt mit dem neugierigen, untersuchenden Teil aus einer gesunden Distanz heraus, die ein Engagement erlaubt.

Non-Identification

In unseren alltäglichen Unterhaltungen darüber, wie wir uns fühlen, unterscheiden wir oft nicht genau zwischen uns und dem, was wir erleben. Mit Redewendungen wie „Ich bin untröstlich“, „Du bist ein derart wütender Mensch“, „Er ist ja so neidisch“ oder auch „Ich bin total verliebt“ usw. werden wir zu mehr als zu einem gewöhnlichen Menschen mit möglichen intensiven Empfindungen. Wir stecken uns von selbst in eine Schublade, in der es emotionell noch enger werden kann, als es ohnehin schon ist. Wenn wir die sich stets wandelnde Natur unserer Empfindungen, die durch unser Wesen strömt, genauer zu betrachten beginnen, entdecken wir, dass wir nicht auf Empfindungen oder Gedanken reduziert werden können. Wir können nicht zu unseren Gefühlen oder Gedanken werden, auch wenn diese höchst intensiv und überwältigend für uns sein mögen. Etwas realitätsgerechtere Sprachweisen, die das mit berücksichtigen, können eine wichtige Unterstützung sein, um das Bewusstsein dafür zu schärfen und einen hilfreichen Abstand zum Erleben zu schaffen. Alternativ könnten wir beispielsweise davon sprechen, das Gefühl und die Gedanken zu haben, gänzlich untröstlich zu sein. Wir könnten auch äußern, den Eindruck zu haben, dass in uns gerade viel Ärger aufzukommen scheint und dass er sich schon wieder so neidisch verhält. Schließlich könnten wir auch davon sprechen, dass eine riesige Flut von Verliebtheit unseren ganzen Körper durchströmt. Besonders im therapeutischen Kontext ist es sehr effektiv, auf unsere Sprachmöglichkeiten der Desidentifikation zu achten und sie zu nutzen.

In der folgenden Meditation wird vorausgeschickt, dass wir mit einer schwierigeren Empfindung arbeiten. Zunächst erkundigen wir uns, um was es sich dabei handelt.

R: Registriere, was Du gegenwärtig erfährst. Vielleicht eine Irritation in der Stimme Deines Partners, einer Freundin, eines Kindes oder einer Mitarbeiterin? Trete einen Schritt zurück und achte auf Deine innere Reaktion. Ohne in eine Geschichte verwickelt zu werden, benenne schlicht, was aufkommt, beispielsweise Ärger, das Gefühl, entwertet zu werden, eine Hitzewelle im Körper, die aufschießt, Verletztheit, Tränen etc.
A: Anerkenne Deine Empfindung als das, was sie ist. Halte sie für eine Weile gerade so, wie sie ist, ohne sie verändern zu wollen. Kannst Du Dich für sie interessieren und Mitgefühl aufbringen? Kommen störende selbstkritische Gedanken damit einhergehend auf?
I: Versuche jetzt bewusst, eine interessierte, neugierige und offene Haltung zu finden. Es geht hier nicht um eine intellektuelle emotionslose Untersuchung Deiner Empfindungen, sondern vielmehr um eine sanfte, freundliche, engagierte Erkundigung nach dem, was Dir gerade widerfahren ist. Öffne Dich dann noch ein wenig mehr für weitere und subtilere Aspekte der Empfindung. Achte darauf, dass Du dabei aber nicht zu „analysieren“ beginnst.
N: Achte darauf, dass Du Deine Gedanken, Gefühle etc. hast und nicht bist! Betrachte ihre flüchtige vergängliche und im Gegensatz zu Deiner gesamten Persönlichkeit auch beschränkte Natur. Betrachte, wie Gesehenes, Gehörtes, Gefühltes und Gedachtes usw. vorbeiziehen. Die Ursache dieses Erscheinens und Wieder-Verschwindens von inneren Inhalten hat direkt nichts mit Dir zu tun, das ist genau genommen bei uns allen ähnlich ablaufend. Beachte, was aufkommt und geschieht, wenn dieser innere Erlebnisstrom ins Stocken gerät und Du an gewissen Empfindungen festhältst und Dich verstrickst.
Und mache Dir die Erleichterung bewusst beim Betrachten aus dem gesunden Abstand, der Dir erlaubt, Deinen Erlebnisstrom wieder mehr zu überblicken, anstatt in ihm mitgerissen und herumgespült zu werden. Genau darum geht es bei dieser Meditation, um das Stärken Deiner Sicherheit im Zusammenhang mit Deinen schwierigsten Emotionen und Empfindungen.

9.5 Mitgefühl entwickeln

Der erste Teil dieses Übungskapitels, in dem es um Achtsamkeit und Akzeptanz ging als Vorbereitung für die nun folgenden Mitgefühlsübungen, handelte vorwiegend von der ersten Mitgefühlspsychologie. Es drehte sich dabei um die Ermutigung, Stärkung und Unterstützung zur Annäherung und Öffnung gegenüber leidvollen Erfahrungen, um uns von ihnen berühren lassen zu können. Allein diese erste Mitgefühlspsychologie führt langfristig zu einem leichteren, sorgenfreieren Umgang mit schwierigen inneren Erfahrungen. Unsere Gewissheit, schmerzhafte Empfindungen aushalten und bewältigen zu können, wird gefestigt. Das lässt uns zu einer starken, standfesten und ebenso feinfühligen Persönlichkeit reifen, die von inneren Stürmen nicht so rasch überwältigt wird.

Im folgenden Teil, in welchem die Mitgefühlsübungen vorgestellt werden, kommt nun auch die zweite Mitgefühlspsychologie ins Spiel. Sich gegenüber Unangenehmem öffnen und davon berühren lassen zu können, ist sehr wichtig. Es braucht aber daneben noch ein verlässliches Engagement, das mit Klarheit und kraftvoll Leiden zu lindern bestrebt ist. Dabei kann und soll es, wenn die Umstände es erlauben, um ganz praktische und konkrete Hilfestellungen gehen. Aber auch subtile, liebevolle und anteilnehmende Wünsche gegenüber uns selbst und anderen können heilsame Energien hervorbringen. Wenn wir beim Erarbeiten von unserem Mitgefühl nicht enttäuscht werden möchten, ist es wichtig, auch Nuancen von Veränderungen innerer Empfindungen zu beachten. Uns selbst gegenüber genauso wie im therapeutischen klinischen Kontext geht es oft um das Aktivieren und Festigen des Beruhigungs- und Fürsorgesystems durch unser mitfühlendes Engagement. Nach außen hin mag das zu Beginn nach nicht viel aussehen. Wer selbst aber erleben konnte, wie heilsam in einem inneren Sturm die Aktivierung des Beruhigungs- und Fürsorgesystems ist, vergisst seine Bedeutung nicht so schnell wieder.

Mitgefühl wird in der CFT als Fluss verstanden, der sich in drei verschiedenen Richtungen bewegen kann. Zunächst gibt es das Mitgefühl, das von einer anderen Person auf uns gerichtet ist und zu uns fließt. Hier geht es darum, wie wir dieses uns offerierte Mitgefühl annehmen und beantworten können. Können wir uns freuen und dankbar wertschätzen, was wir bekommen? Als zweites gibt es das Mitgefühl, das von uns zu anderen fließt. Hier achten wir sorgfältig darauf, was in unserem Körper und unseren Empfindungen geschieht, wenn wir unser Mitgefühl jemand anderem anbieten. Schließlich geht es um das Mitgefühl, das wir in der Lage sind, für uns selbst aufzubringen. Gerade im Umgang mit schwierigen intensiven Emotionen ist Selbstmitgefühl eine kraftvolle hilfreiche Antwort.

Besonders Leute, die im Gesundheitswesen und in helfenden Berufen arbeiten und sich gewohnheitsmäßig um andere Menschen kümmern, weisen oft erstaunliche Defizite von Selbstmitgefühl auf. Selbstmitgefühl hat einen wichtigen präventiven Charakter und kann davor bewahren, auszubrennen. Je empathischer sich jemand in Beziehungen einlässt, umso wichtiger der eigene innere Schutz durch das Engagement von Selbstmitgefühl.

Einige der Übungen, die nun folgen, nutzen die kraftvollen Möglichkeiten unseres Vorstellungsvermögens. Sie werden beispielsweise deutlich, wenn unser Speichel zu fließen beginnt, wenn wir hungrig sind und uns ein feines Fünf-Gang-Menü vorstellen. Auch die körperlichen Reaktionen, die stimuliert werden durch sexuelle Fantasien, zeigen auf, wie wirkungsvoll Fantasien sein können. Wenn wir uns über jemanden ärgern, den wir gleich treffen, stellen wir uns das Zusammensein oder ein Gespräch mit dieser Person sehr viel anders vor, als wenn die Begegnung uns mit Freude erfüllt. Wenn wir in der CFT zur Kultivierung von Mitgefühl mit Visualisierungen arbeiten, richten wir unseren Geist auf liebevolle Freundlichkeit, Fürsorge und auf ein Gefühl, beschützt und in Sicherheit zu sein aus. Dann achten wir auf die körperlichen und emotionellen Reaktionen, die als Antwort darauf stimuliert wurden. Es ist wichtig, Klienten darüber zu informieren, dass es nicht alleine exakte oder genaue Bilder sind, die Hilfreiches wecken. Auch nur vage unscharfe Bilder können einen wichtigen Prozess in Gang bringen.

9.5.1 Safe Place

Mit der nachfolgenden Übung soll ein Gefühl des Beschütztseins und ein Sicherheitsgefühl hervorgebracht und gestärkt werden. Es ist wichtig, darauf zu achten, dass Klienten in der Imagination keinen Ort wählen, der objektiv hohe Sicherheit bietet. Es könnte sonst geschehen, dass sie sich bei der Übung einen Bunker vorstellen, wo sie zwar in höchstmöglicher Sicherheit wären, sich jedoch derart verschollen und alles andere als wohl fühlen können. Der vorgestellte Ort soll ein Gefühl des Beschütztseins und des Sich-sicher-sein-Könnens aufkommen lassen und so ein echtes Geborgenheitsgefühl wecken können.

Nimm eine bequeme Sitzhaltung ein, die Dir erlaubt, aufrecht zu sitzen, ohne Dich zu verspannen. Der Rücken ist gerade, die Schulterblätter gesenkt, der Kopf ruht auf der Wirbelsäule wie eine Kugel, die von einem Wasserstrahl getragen wird. Das Gesicht ist weich und der Blick entweder

schräg nach unten gerichtet oder, wenn es Dir angenehmer ist, kannst Du die Augen auch ganz schließen.
Erlaube Dir, Dich an einen Geborgenheit und Vertrauen vermittelnden sicheren Ort zu begeben. Das kann ein bekannter Ort sein, der für Dich etwas Friedliches und Schönes ausstrahlt. Vielleicht ist er draußen in der Natur, am Meer oder an einem See, in einem Wald, bei einem Baum oder auch an einem Ort drinnen, z.B. bei Dir zu Hause.
Lasse für einen Moment die Farben, Formen, Düfte, Geräusche und die ganze Schönheit dieses Ortes auf Dich einwirken. Es ist hilfreich, Dir vorzustellen, dass dieser Ort Dein ganz persönlicher Zufluchtsort ist. Was brauchst Du alles bei Dir an Deinem Ort, um Dich geborgen und sicher zu fühlen? Was hast Du alles mit dabei? Gibt es andere Menschen oder Lebewesen hier? Wie bist Du mit der Außenwelt verbunden? Gibt es eine vertrauenswürdige Möglichkeit, wie Du Besuch empfangen kannst, falls Du möchtest?
Was bemerkst Du alles bei Dir, wenn Du Dich sicher fühlen kannst? Wie merkst Du, wenn und dass Du Dich geborgen fühlst? Wie zeigt es sich in Deinem Körper und Denken? Was für andere Gefühle werden evoziert durch die Geborgenheit?
Wie zeigen sich Deine Geborgenheit und Dein Sicherheitsgefühl in Deiner Körperhaltung, Bewegung und Mimik? Wie und was sprichst Du? Wie klingt Deine Stimme? Mit was für einem Blick schaust Du in die Welt hinaus? Wie bringst Du Dich anders in den Kontakt mit Deinen Mitmenschen ein, in der Arbeit und eventuell in einer Partnerschaft? Es spielt keine Rolle, ob Du Geborgenheit und Vertrauen als Gefühle schon erlebt hast oder ob Du Dir einfach ausmalst, wie es sich bei Dir anfühlen würde.
Betrachte Dich an Deinem Ort für einen Moment von außen. Was für einen Namen würdest Du diesem Bild geben? Rufe Dir ins Bewusstsein, dass Du jederzeit, wenn Du es wünschst, hierher zurückkommen kannst und Dich mit Geborgenheit, Vertrauen und Deinem Sicherheitsgefühl nähren kannst.

9.5.2 Mitfühlendes verbündetes Wesen

In dieser Übung stellen wir uns vor, wie ein durch und durch mitfühlendes Wesen uns durchströmen lässt mit seinem innigsten Mitgefühl. Auch in dieser Übung arbeiten wir mit unserem Vorstellungsvermögen und stellen uns zunächst das allermitfühlendste Wesen, das es für uns gibt, vor. Dieses Wesen darf in unserer Vorstellung durchaus menschliche Schwächen und

Beschränkungen hinter sich gelassen haben und ideale Aspekte verkörpern. Während für einige eine menschliche Form, zum Beispiel die einer alten weisen Frau, am besten Mitgefühl ausdrücken und verströmen kann, stellen sich andere lieber ein Tier oder einen Baum vor. Es geht weniger um ein exaktes Bild, als um den klaren Strom von Mitgefühl, der von diesem Wesen aus auf uns gerichtet wird. In der Übung lassen wir alle mitfühlenden Qualitäten in unser Bewusstsein treten. Dazu gehören die Wärme und Liebenswürdigkeit unseres Verbündeten wie auch seine Reife, Autorität und sein Vertrauen. Er begegnet uns mit der Weisheit aus seiner eigenen großen Lebenserfahrung mit widrigen Lebenssituationen und Realitäten. Diese lässt seinen tiefen Wunsch, nichts außer hilfreich und unterstützend zu sein, noch deutlicher und klarer werden. Er kennt unsere inneren Kämpfe, Verletzungen, Ängste und Hoffnungen sehr genau aus eigener Erfahrung. Schließlich verpflichtet sich unser inneres verbündetes Wesen auf gänzlich freier Basis uns gegenüber zu verbindlichem, aufrichtigem und stets größtmöglichem Engagement für uns. Was immer wir empfinden, denken und tun, es unterstützt uns dabei, uns selbst und anderen gegenüber mitfühlender zu werden.

Die Übung lässt sich weiter ausbauen und wir stellen uns vor, dass wir unserem Verbündeten, zum Beispiel an unserem Safe Place, begegnen. Dort lässt er uns seine tiefsten, liebevollsten und kraftvollsten Wünsche für uns erfahren. Wir achten auf die Wirkung dieser Wünsche in unserem Körper und unseren restlichen Empfindungen und Gedanken. Es ist wichtig, uns stets zu vergegenwärtigen, dass es keinesfalls darum geht, durch diese Übung etwas empfinden zu sollen, das wir nicht echt fühlen können. Es kann kein *Müssen* geben, wenn es um Mitgefühl geht!

Nimm eine bequeme Sitzhaltung ein, die Dir erlaubt, aufrecht zu sitzen ohne Dich zu verspannen. Der Rücken ist gerade, die Schulterblätter sind gesenkt, der Kopf ruht auf der Wirbelsäule wie eine Kugel, die von einem Wasserstrahl getragen wird. Das Gesicht ist weich und der Blick entweder schräg nach unten gerichtet oder, wenn es Dir angenehmer ist und es das Vorstellen vereinfacht, kannst Du die Augen auch ganz schließen.

Lasse dann ein Bild aufkommen vom Wesen, das zu Deinem inneren Verbündeten oder Deiner inneren Verbündeten wird, der oder die Dir immer helfen möchte, Dein Mitgefühl für Dich und andere zu stärken.

Stelle Dir nun genauer vor, wie Dein verbündetes Wesen aussieht. Möglicherweise kommen bei der Wiederholung der Übung nicht immer die gleichen Bilder. Es ist nicht nötig, an einem Wesen festzuhalten! Welche Geräusche kommen vom Wesen aus? Mit was für einer Stimme und wel-

chem Tonfall spricht oder kommuniziert es? Wie zeigt sich sein Mitgefühl in seinem Gesichtsausdruck und seiner Ausstrahlung?
Schaue, ob es hilfreich für Dich ist, Dein verbündetes Wesen zum Beispiel an Deinem Safe Place zu treffen. Stelle Dir vor, es kommt auf Dich zu und freut sich, Dich zu sehen. Entweder steht oder sitzt Ihr Euch nun gegenüber. Richte Deine Aufmerksamkeit ganz auf die starke Präsenz Deines Verbündeten Dir gegenüber. Was löst das aus in Dir?
Nun stelle Dir die einzelnen mitfühlenden Qualitäten Deines idealen mitfühlenden Verbündeten bewusst vor.
Achte zuerst auf seine **Liebenswürdigkeit** und **Wärme**. Stimme Dich ein auf diese und achte auf Deinen eigenen mitfühlenden Gesichtsausdruck und aufkommende Gefühle in der Gegenwart Deines Wesens. Wie wäre es, wenn Du Dich komplett sicher fühlst mit ihm? Egal ob Du Dich gerade sicher fühlen kannst oder nicht, stelle Dir einfach vor, wie sich das anfühlen würde.
Jetzt fokussiere auf seine **Reife**, **Autorität** und **Vertrauenswürdigkeit**. Dein Verbündeter lässt sich von Deinen Schwierigkeiten, Schmerzen und manchmal bedrängenden Gedanken nicht überwältigen. Er versteht Deine menschliche Natur genau und beruhigt Dich wenn nötig. Seine autoritäre Eigenschaft zeigt sich als Standfestigkeit, insbesondere auch gegenüber schambesetzten, selbstablehnenden und selbstentwertenden Seiten. Diese werden nicht einfach geduldet, sondern mitfühlend beschwichtigt.
Lenke nun Deine Aufmerksamkeit auf die große **Weisheit** Deines Verbündeten. Bleibe für eine Weile bei dieser Eigenschaft, die aus Lebenserfahrung schöpft und seinen Kenntnissen der eigenen Abgründe des Lebens. Daraus heraus stammt sein inniger Wunsch, stets hilfreich und unterstützend zu sein.
Eine wichtige weitere Eigenschaft Deines Verbündeten ist seine **Loyalität** und **Verlässlichkeit** Dir gegenüber. Er wird Dich nie im Stich lassen. Dein Wesen hat sich aus freien Stücken und tiefem Mitgefühl voll und ganz Dir gegenüber verpflichtet. Bleibe einen Moment lang dabei, was Dir diese Eigenschaft bedeutet. Und öffne Dich schließlich für alle Eigenschaften zusammen.
Während Du einen freundlichen entspannten Gesichtsausdruck behältst und einem tiefen beruhigenden Atemrhythmus folgst, lausche, was Dein verbündetes Wesen auf innige Weise und mit seiner sanften und warmen Stimme zu Dir sagt:

- Mögest Du frei von Leiden sein (Dein Name).
- Mögest Du glücklich sein (Dein Name).

- Mögest Du blühen (Dein Name).
- Mögest Du Frieden und Leichtigkeit finden (Dein Name).

Schaue in die Augen Deines Verbündeten, verbinde Dich mit der Absicht hinter seinen Wünschen und beachte aufmerksam die Resonanz, die in Dir geweckt wird.
Lasse dann in Deinem Tempo das Bild Deines Wesens verblassen und sich auflösen. Erinnere Dich daran, dass es sich bei diesem Wesen um Deine eigene Kreation, Deine eigene mitfühlende Kapazität handelt. Diese mitfühlenden Möglichkeiten sind immer in Dir abrufbar. Die Übung und das mitfühlende Bild sollen Dir den Zugang zu diesen erleichtern.

Manchmal, wenn wir nicht genügend Zeit haben, die ganze hier beschriebene Übung durchzugehen, ist es sehr wirkungsvoll, sich einfach an das Bild des inneren Verbündeten zu erinnern und es in den Fokus der Aufmerksamkeit zu nehmen. Auch hierbei ist es wesentlich, die gefühlsmäßige und körperliche Resonanz auf das Bild sorgfältig wahrzunehmen.

9.5.3 Mitgefühl bei intensiven schwierigen Emotionen

Die **Soften-Soothe-Allow**-Methode im Umgang mit intensiven belastenden Emotionen ist vom amerikanischen Psychologen Chris Germer entwickelt worden. Es ist eine für die klinische Arbeit äußerst effektive und kraftvolle Möglichkeit, sich in widrigen Umständen beruhigen zu können. Es ist eine Variante der weiter oben vorgestellten RAIN Achtsamkeits-Meditation. **Soften-Soothe-Allow** basiert auf den beiden Mitgefühlspsychologien. Zuerst wird die Bedingung geschaffen, dass wir uns belastenden Emotionen überhaupt öffnen können. Wir erlauben uns dazu, körperlich zu entspannen und weich zu werden, während wir den schwierigen Gefühlen Raum geben. Mit einer beruhigenden Handgeste wie der Hand auf unserem Herzen liegend oder jener Körperstelle, die am meisten schmerzt, engagieren wir uns dann für uns selbst und sagen uns beispielsweise:

- Ah, es ist so hart, das zu fühlen! Das ist jetzt ein echt schwieriger Moment.
- Möge ich freundlich und sorgsam mit mir umgehen.
- Möge ich mit mir mit welchen Gefühlen auch immer liebevoll und gut sein.

- Möge ich in dieser schwierigen Lage das Beste und Hilfreichste unternehmen
- Weich bleiben, beruhigen, annehmen ... soften, soothe, allow ...

Wir beachten die Klangfarbe in unserer Stimme. Wir können uns auf dieselbe Weise beruhigen, wie wir ein geliebtes Kind beruhigen würden.

Letztendlich erlauben wir der Belastung, gegenwärtig zu sein und hören ganz auf, uns gegen sie zu sperren. Wir verschaffen ihr Raum, in welchem wir beobachten können, wie sie kommt und geht, während wir wiederholen mögen:

- Weich bleiben, weich bleiben, weich bleiben
- Beruhigen, beruhigen, beruhigen
- Annehmen, annehmen, annehmen

9.6 Das mitfühlende Selbst

9.6.1 Hilfreiche Muster entwickeln

Im Gegensatz zu den Seiten in uns, die aus dem Alarm- und Selbstschutzsystem oder dem Anreizsystem heraus in der Regel von selbst aufkommen, scheinen jene Seiten aus dem Beruhigungs- und Fürsorgesystem genährt und kultiviert werden zu müssen, bis sie genauso kraftvoll in Erscheinung treten können. Beispielsweise muss kein gesunder Mensch lernen, panisch zu reagieren, sich gekränkt oder niedergeschlagen zu fühlen. Der Neuropsychologe Rick Hanson drückt das Anhaften an negativen Mustern und die Notwendigkeit, uns um die hilfreichen aktiv kümmern zu müssen mit einer Redewendung aus (Hanson & Mendius 2009). Gemäß dieser kleben unsere negativen Erfahrungen an uns wie Kletten, während die positiven sich wie Teflon verhalten. Für das Vorantreiben der eigenen Entwicklung genauso wie der von Klienten ist es nützlich, die Auswahl an beruhigenden und Sicherheit vermittelnden Verhaltensmöglichkeiten zu erweitern. Wenn wir die Qualitäten unseres mitfühlenden Selbst immer mehr und selbstverständlicher mit in unsere Kontakte einfließen lassen können, ist das in der Regel sehr befreiend, stärkend und bereichernd für alle Beteiligten.

Die buddhistische Tradition stellt verschiedene Visualisationsübungen vor, bei denen die übende Person sich selbst als mitfühlendes Wesen erfährt.

Sie sieht sich dabei zunächst gegenüber beispielsweise Avalokiteshvara, nimmt schließlich mehr und mehr dessen mitfühlende Qualitäten an und entwickelt diese selbst auf seine eigene Weise. Genau dazu ist Avalokiteshvara da, als eine mögliche und inspirierende Variante für das mitfühlende Selbst in uns.
Die CFT stellt zur Nährung des mitfühlenden Selbst daneben auch eigene und ganz modernere Übungen vor. Die folgende aus der Method-Acting-Technik der Schauspielerei ist besonders für die CFT kennzeichnend und klinisch höchst praktikabel und wirksam.

9.6.2 Method-Acting-Technik

Method-Acting verlangt vom Schauspieler, um die Figur richtig authentisch zu spielen, anstelle eines rein technischen Stimm- und Körpertrainings, dass er seine eigenen Gefühle mobilisiert und sich emotional zutiefst berühren lässt von diesen. Die Schauspieler tauchen tief in die emotionelle Lebensrealität von Figuren ein und nutzen ihre eigenen authentischen Gefühle, ihr Verständnis und die so entstandene Nähe zur Figur, um diese möglichst echt entstehen zu lassen. Sie greifen in diesem Prozess auf ihre eigenen inneren Ressourcen und Erinnerungen zurück und entwickeln die unterschiedlichsten Rollen, indem sie schließlich die Figur so gut kennen, dass sie innerlich zu dieser werden.

Die CFT lässt uns in dieser Übung auf ähnliche Weise in eine mitfühlende Rolle schlüpfen und uns schließlich zu dieser werden. Wir stellen uns vor, wie es wäre, wenn wir diese mitfühlenden Qualitäten hätten. Wie würden wir uns als mitfühlende Person fühlen, wie denken und uns selbst und die Welt betrachten? Wie würde sich unser Mitgefühl in unserer Körperhaltung und unseren Bewegungen ausdrücken? Wie würde es sich in der Tonlage in unserer Stimme und in dem, was wir sagen und tun, zeigen? Method-Acting hilft, diese Qualitäten hervorzubringen, mit ihnen in einen lebendigeren Kontakt zu gelangen und sie auch im Körper zu vertiefen und zu verankern. Achtsamkeit erlaubt uns, die Aufmerksamkeit über längere Zeit auf die Qualitäten von Mitgefühl gerichtet zu halten und sie im Falle, dass der Geist abgewandert ist, wieder zurück zu bringen. Je öfter diese Übung durchgeführt wird, umso einfacher wird es werden, einen lebendigen Zugang zu den Qualitäten von Mitgefühl zu schaffen. Diese werden präsenter in uns und mit der Zeit immer leichter und selbstverständlicher auch durch uns zum Ausdruck zu bringen. Gilbert und Chöden empfehlen eine Erinnerungshilfe wie zum Beispiel einen Halbedelstein in unserer Tasche, der uns ermuntert, die Übung möglichst oft zu machen.

Nimm eine bequeme Sitzhaltung ein, die Dir erlaubt, aufrecht zu sitzen ohne Dich zu verspannen. Der Rücken ist gerade, die Schulterblätter sind gesenkt, der Kopf ruht auf der Wirbelsäule wie eine Kugel, die von einem Wasserstrahl getragen wird. Das Gesicht ist weich und der Blick entweder schräg nach unten gerichtet oder, wenn es Dir angenehmer ist und es das Vorstellen vereinfacht, kannst Du die Augen auch ganz schließen. Wie eine Schauspielerin in ihre Rolle steigt, mache Dir nun ein Bild von Dir selbst mit Deinem besten Mitgefühl im Fokus. Überlege, welche Qualitäten dabei aufkommen (Freundlichkeit, Wärme, Weisheit, Autorität, Verlässlichkeit, Engagement). Erinnere Dich daran, dass es nichts macht, wenn Du Dich im Moment nicht als sehr mitfühlend erleben kannst. Stelle Dir einfach die verschiedenen Qualitäten einer tief mitfühlenden Person vor. Wie würdest Du Dich fühlen, wenn diese in Dir aktiviert werden? Um den Eindruck zu vertiefen, fokussiere nun auf die einzelnen spezifischen Eigenschaften von Mitgefühl.

Beginne damit, Dir Deine **Weisheit** zu vergegenwärtigen. Wie fühlt es sich an, eine offene, kluge, reflektierende und differenzierte Persönlichkeit zu sein? Wie bringst Du diese Seite von Dir in Deine Beziehungen ein? Beachte, wie aus Deiner Weisheit heraus ein Sinn für Deine natürliche **innere Autorität**, **Stärke** und **Vertrauen** entsteht. Empfinde diese Qualitäten in Deinem Körper nach und finde sie wieder in einer würdevollen Körperhaltung, in Deiner Atmung und Deinem Geist. Vielleicht hilft dabei das Bild von Deinem Körper als Berg, von der Atmung als einer leichten Brise und von Deinem Geist als dem offenen weiten Himmel.

Lasse Dich von der Erde bekräftigen, die Dich immer trägt, Dir Halt gibt und Dich stützt. Wenn Du Dir für eine Weile ausgemalt hast, wie es sich innerlich anfühlt, eine autoritäre, bestimmte und gleichsam freundliche Person zu sein, stelle Dir vor, wie Du als diese nach außen auftrittst. Wie sind Deine Körperhaltung und Dein Gesichtsausdruck? Wie klingt Deine Stimme, wenn Du auf eine mitfühlende Weise, jedoch mit Autorität sprichst?

Auf dem Boden von Weisheit, einer natürlichen Stärke und Autorität gehe jetzt mit Deinem Wunsch in Verbindung, Dich für andere auf hilfreiche und unterstützende Weise zu **engagieren**. Mit einer tief empfundenen **Freundlichkeit**, die aufrichtig wünscht, dass die anderen glücklich sein mögen, frei von Leiden und dessen Ursachen. Beachte das Echo auf diese liebevolle Freundlichkeit in Deinem Körper und Geist. Wenn Du dabei nichts Spezielles empfinden kannst, macht das gar nichts. Stelle Dir einfach vor, wie Du Dich als liebenswürdige Person fühlen würdest und wie Du als solche nach außen mit Deiner Umgebung in Kontakt trittst.

Auf dem Boden von Weisheit, Autorität und einer warmen, engagierten Freundlichkeit trete nun mit Deinem **Mut** in Verbindung. Diesen brauchst Du, um Dich schwierigen und schmerzhaften Empfindungen gegenüber offen halten zu können und um Dich um diese zu kümmern. Stelle Dich Dir als verantwortungsbewusste integre Persönlichkeit vor, die sich sensibel und sorgfältig um Schwierigkeiten zu kümmern versteht – auch wenn es herausfordernd ist.
Nun mache Dir ein genaueres Bild von Dir als mitfühlende Persönlichkeit von außen betrachtet. Wie siehst Du darauf aus? Wie ist Deine Körperhaltung und wie sind Deine Gesten und Bewegungen? Was für ein Gesichtsausdruck passt am besten und mit was für einem Blick schaust Du anderen Leuten in die Augen? Höre Dir zu, wie Du mit anderen Leuten sprichst und wie Deine Stimme klingt. Wie ist der Kontakt von Dir zu den anderen und von den anderen zu Dir, wenn Du Dein bestes Mitgefühl einbringen kannst? Verweile solange Du magst bei den Empfindungen, die mit dieser Vorstellung aufkommen.
Lasse, um die Übung abzuschließen, alle Vorstellungen und einhergehenden Empfindungen los. Verweile einen Moment, ohne Deine Aufmerksamkeit auf etwas Spezifisches zu richten.

Neben dieser modernen CFT-Übung soll im Folgenden eine traditionelle Meditation vorgestellt werden, die in sämtlichen großen buddhistischen Schulen geübt wird, um den Fluss von Mitgefühl von uns zu anderen und von anderen zu uns zu kräftigen. Für viele Menschen aus westlichen Gesellschaften und für uns, die dazu noch in helfenden Berufen tätig sind, ist es oft viel einfacher, jemand anderem als sich selbst Mitgefühl anzubieten. So werden wir uns im Folgenden zuerst eine Person oder ein Wesen vergegenwärtigen, bei dem es uns besonders leicht fällt, Mitgefühl aufkommen zu lassen und auf diese zu lenken. In der ersten Übung lassen wir unser Mitgefühl so von uns aus auf eine andere Person oder ein Wesen strömen. In der darauf folgenden zweiten Übung öffnen wir uns selbst für unser Mitgefühl. Diese beiden Übungen entsprechen dem Einstieg in die Meditation der „*Vier Grenzenlosen*“, auf die in Kapitel 9.7 noch genau eingegangen wird.

9.6.3 Mitgefühl für einen guten Freund oder Wohltäter

Bei der Auswahl der Person oder des Wesens, auf die wir unser Mitgefühl bei der folgenden Übung richten, achten wir darauf, dass es keine emotionellen Verstrickungen zu ihr gibt. Meistens eignet sich die eigene Partnerin oder eine andere in romantischer Hinsicht begehrte Person zu Beginn dafür schlecht. Es könnte zum Beispiel eine aufmerksame fürsorgliche Lehrerin sein, die wir in guter Erinnerung haben, ein Freund, der für uns da war, als wir ihn sehr brauchten, ein geliebtes Haustier oder auch eine für uns bedeutungsvolle religiöse Figur wie ein Engel, die Mutter Gottes Maria oder der erwähnte Avalokiteshvara. Bei der Übung richten wir unsere still gesprochenen aufrichtigen innigen Wünsche auf diese Person. Um die Meditation zu beleben und die vollen Effekte auskosten zu können, ist sehr wichtig, dass wir die Wünsche nicht bloß still vor uns hin murmeln, sondern uns emotionell öffnen und involvieren lassen. In der Tradition werden vier einfache und kurze Wünsche still formuliert und nach jedem einzelnen für einen Moment sorgfältig auf das emotionelle und körperliche Echo in uns gelauscht. Es gibt bei der Übung nichts, das als Ergebnis empfunden werden müsste. Die Absicht, unser Mitgefühl langfristig zu stärken, uns dafür Zeit zu nehmen und zu meditieren, ist entscheidender als mögliche unmittelbare Ergebnisse.

Nimm eine bequeme Sitzhaltung ein, die Dir erlaubt, aufrecht zu sitzen ohne, Dich zu verspannen. Der Rücken ist gerade, die Schulterblätter sind gesenkt, der Kopf ruht auf der Wirbelsäule wie eine Kugel, die von einem Wasserstrahl getragen wird. Das Gesicht ist weich und der Blick entweder schräg nach unten gerichtet oder, wenn es Dir angenehmer ist und es das Vorstellen vereinfacht, kannst Du die Augen auch ganz schließen.
Stelle Dir dann Dein mitfühlendes Selbst mit all seinen Qualitäten vor und lasse sie so gut es geht in Dir aufkommen. Verbinde Dich mit diesen und denke an Deinen freundlichen Gesichtsausdruck und die warme Klangfarbe in Deiner Stimme.
Lasse dann das Bild der Person oder des Wesens aufkommen, zu der Du gerne Dein Mitgefühl fließen lassen möchtest. Von Vorteil ist eine Person, für die Dein Mitgefühl auf möglichst leichte Weise geweckt wird beim bloßen Denken an sie. Es ist eine Person, die besonders für Dich da gewesen ist, als Du sie brauchtest, oder jemand, der sonst für Dich Gutes getan hat. Achte auf Deine Reaktionen auf das innere Bild. Beginne dann still für Dich, folgende oder ähnliche selbstgewählte Wünsche zu formulieren und der gewählten Person zu offerieren, wiederhole:

- Mögest Du glücklich sein (Name der Person, des Wesens).
- Mögest Du frei von Leiden sein (Name der Person, des Wesens).
- Mögest Du und Dein Leben blühen (Name der Person, des Wesens).
- Mögest Du mit Leichtigkeit und Frieden leben (Name der Person, des Wesens).

Du kannst die Übung noch intensivieren, indem Du Dir mit dem Ausatmen einen warmen Lichtstrahl von Deinem Herzen ausgehend vorstellst. Er berührt die Empfängerin, lindert all ihr Leiden und vermag ihre Freude zu wecken. Achte gut auf die Empfindungen dabei in Deinem Körper, in Deinem Herzen und auf Deine Gefühle. Kannst Du eigene Freude entdecken, die aufkommt, wenn Du Dir Dein Wesen in Glück und Frieden vorstellen kannst? Kommt etwas von seiner Zufriedenheit und Freude zu Dir zurück?
Lasse das Bild und Deine Wünsche los, wenn Du die Übung beenden möchtest. Schenke einen Moment Deine Aufmerksamkeit den Empfindungen, die durch die Meditation bei Dir geweckt wurden. Lasse dann auch diese los und verweile noch einen Moment ganz ohne auf etwas Spezifisches zu fokussieren.

9.6.4 Mitgefühl für uns selbst

Wenn wir bereit sind, können wir beginnen, Mitgefühl uns selbst zu offerieren. Es ist wichtig, gut auf die innere Antwort auf die Wünsche zu achten. Kommen andere und neue Widerstände auf? Falls ja, wie gehen wir mit diesen um?

Nimm eine bequeme Sitzhaltung ein, die Dir erlaubt, aufrecht zu sitzen ohne, Dich zu verspannen. Der Rücken ist gerade, die Schulterblätter sind gesenkt, der Kopf ruht auf der Wirbelsäule wie eine Kugel, die von einem Wasserstrahl getragen wird. Das Gesicht ist weich und der Blick entweder schräg nach unten gerichtet oder, wenn es Dir angenehmer ist und es das Vorstellen vereinfacht, kannst Du die Augen auch ganz schließen.
Lasse dann ein Bild von Dir aus Deiner Erinnerung oder Vorstellung aufkommen, in dem Dein Mitgefühl gut zum Ausdruck kommt. Vielleicht ist es ein Bild von Dir in einem Moment, in dem Du für jemand anders hilfreich da warst. Achte auf alle Deine Reaktionen auf das innere Bild. Be-

ginne dann still für Dich, die folgenden und ähnliche selbstgewählte Wünsche zu formulieren, zu wiederholen und Dir selbst zu offerieren:

- Möge ich glücklich sein (Dein Name).
- Möge ich frei von Leiden sein (Dein Name).
- Möge ich und mein Leben blühen (Dein Name).
- Möge ich mit Leichtigkeit und Frieden leben (Dein Name).

Du kannst die Übung noch intensivieren, indem Du Dir mit dem Ausatmen vorstellst, wie ein warmer Lichtstrahl Dich durchflutet, besänftigt und auch Dein Herz berührt. Du wirst von allem Bedrückenden erleichtert und Deine Freude wird geweckt.

Achte beim Wünschen gut auf alle Empfindungen in Deinem Körper, in Deinem Herzen und auf Deine Gefühle. Kommen Widerstände dagegen auf, Dich selbst als mitfühlendes Wesen zu sehen, zu erfahren und Mitgefühl auf Dich selbst zu richten? Solche sind weit verbreitet und zeigen sich auf alle möglichen Arten. Zum Beispiel durch ein Gefühl, dass wir Mitgefühl nicht verdienen, oder dadurch, dass Traurigkeit und Schmerz geweckt werden oder Skepsis, ob es uns nicht doch schwächt. Wann immer Du auf einen Widerstand bei Dir stößt, registriere diesen genau und kehre dann wieder zur Übung zurück.

Vielleicht entdeckst Du neben Widerständen aber auch ein Gefühl der Freude, die aufkommt, wenn Du Dich glücklich und zufrieden in Deinem Leben sehen kannst. Schenke möglichen Momenten der Freude besondere Beachtung und lasse sie durch Deine Atmung innig in Dir verströmen und sich vertiefen.

Lasse das Bild und Deine Wünsche wieder los, wenn Du die Übung beenden möchtest. Schenke Deine Aufmerksamkeit einen Moment den Empfindungen, die durch die Meditation bei Dir geweckt wurden. Lasse dann auch diese los und verweile noch einen Moment, ganz ohne auf etwas Spezifisches zu fokussieren.

9.6.5 Vereinfachen oder Intensivieren

Es kann vorkommen, dass bei uns selbst oder bei Klienten, mit denen wir mit Wünschen arbeiten, Überforderungsgefühle auftreten, weil es unmöglich erscheint oder zumindest sehr weithergeholt, glücklich und frei von Leiden zu sein und ein blühendes und von Leichtigkeit gekennzeichnetes Leben zu führen. Dann empfiehlt es sich, die Wünsche leichter zu machen.

Wir können die Wünsche einfacher und leichter werden lassen, indem wir sie beispielsweise folgendermaßen formulieren:

- Möge ich **lernen**, glücklich zu sein (Dein Name).
- Möge ich **lernen**, frei von Leiden zu sein (Dein Name).
- Möge ich **lernen**, mich und mein Leben zum Blühen zu bringen (Dein Name).
- Möge ich **lernen**, mit Leichtigkeit und Frieden zu leben (Dein Name).

Die Wunsch-Übungen lassen sich in ihren Effekten durch eine einfache Fragestellung aber auch intensivieren. Bevor wir mit dem Formulieren der Wünsche beginnen, können wir für einen Moment sorgfältig und tiefgründig reflektieren, was die Person, auf die unsere Wünsche gerichtet werden, gegenwärtig genau am meisten braucht. Wenn das klar wird, können die Wünsche noch viel individueller und treffender formuliert werden.

Finde eine bequeme Haltung im Sitzen oder Liegen. Lasse Deine Augen ganz oder teilweise zufallen. Atme ein paar Mal tief durch und verbinde Dich bewusst mit Deinem Körper und dem gegenwärtigen Moment. Wenn Du magst, lege Deine Hände über Dein Herz oder dorthin, wo es Dich am meisten beruhigt und Dir gut tut. Überlege Dir nun, was Du (oder die Person, der Du Deine Wünsche offerierst) schon so lange gern einmal hören möchtest (möchte). Welche Worte würdest Du (oder die entsprechende Person) gerne den ganzen Rest Deines (ihres) Lebens noch weiterhin hören? Worte, die ermutigen und aufmuntern, das Herz öffnen und ein Gefühl von Verbundenheit aufkommen lassen? Was genau brauchst Du (oder die entsprechende Person) genau jetzt am allermeisten? Nimm Dir einen Moment Zeit, um diese Fragen in Dir wirken zu lassen und ihnen nachzugehen. Auf der Basis dessen, was Dir am Wichtigsten ist, beginne nun, Deine sehr persönlichen Wünsche zu formulieren.

Eine weitere einfache und kurze Übung wurde von dem amerikanischen Psychologen Chris Germer entwickelt (http://www.mindfulselfcompassion.org/handouts/SelfCompassionBreak.pdf, 5.4.15). Sie hilft, im Alltag den Zugang zu unserem Mitgefühl wieder zu finden, wenn wir ihn verloren haben.

9.6.6 Selbstmitgefühls-Pause (Self-Compassion-Break)

Stelle Dir vor, Du erfährst gerade etwas Schwieriges und Leidvolles. Vielleicht bedrückt Dich etwas bei der Arbeit, ein schmerzhafter Streit mit jemandem oder schwierige Gefühle wie Einsamkeit, Ängste oder Traurigkeit. Nimm Deine Hand, lege sie über Dein Herz und sage mit warmer mitfühlender Stimme:

- Das ist ein wirklich schwieriger, belastender oder schmerzhafter Moment.
- Kummer und solche bedrückenden Momente sind Teil des Lebens von uns allen.
- Möge ich mit mir freundlich und mitfühlend sein in diesem Moment.

Wiederhole langsam und so oft Du magst diese Sätze. Achte darauf, was sie in Dir bewegen.

Diese Übung enthält in konzentrierter Weise alles Wichtige im Umgang mit leidvollen Momenten. Zunächst anerkennt sie die Schwierigkeit, anstatt sich davon abzuwenden. Als nächstes wird unser persönliches Leiden als ein zur menschlichen Lebensrealität zugehöriger Teil betrachtet. Letztendlich kommen auch die Absicht und der Wunsch nach einem mitfühlenden Engagement zum Ausdruck.

9.6.7 Mitgefühl für schwierige Persönlichkeitsanteile

Dieser Teil, in dem die Entwicklung des mitfühlenden Selbst im Zentrum stand, soll abgeschlossen werden mit Hinweisen, wie dieses mitfühlende Selbst gegenüber anderen schwierigen Persönlichkeitsanteilen in uns auf hilfreiche Weise wirksam werden kann. Wenn wir uns die Eigenschaften des mitfühlenden Selbst vergegenwärtigen, können wir diese als genau jene betrachten, die wir brauchen, um mit anderen schwierigen Anteilen gut umgehen zu können. Ob es sich beispielsweise um einen störenden ängstlichen Anteil handelt oder einen ärgerlichen, verurteilenden, entwertenden oder beschämenden Persönlichkeitsanteil, es ist das mitfühlende Selbst, das uns hier stärken und unterstützen kann. Mit dem warmen Blick vom mitfühlenden Selbst aus können wir unsere schwierigen Anteile betrachten und spezifische Wünsche an unsere gesamte Persönlichkeit richten, die sich auf diesen schwierigen Teil beziehen. Gilbert und Chöden regen dazu an, die Formulierungen der Wünsche dazu beispielsweise auf folgende Weise ein wenig zu variieren.

- Möge ich frei sein von Agitiertheit und Ängsten.
- Möge ich Stabilität und inneren Frieden finden.
- Möge ich frei von antreibendem und aufwühlendem Ärger sein.
- Möge ich verbunden sein mit den Gefühlen hinter meinem Ärger.
- Möge ich frei sein vom Schmerz, der meinen Ärger verursacht.
- Möge sich mein verärgertes Selbst wieder beruhigen und Frieden finden.
- Möge ich frei sein vom Ärger auf mich selbst, von Selbstverachtung und Selbstentwertung.

9.7 Den Kreis von Mitgefühl ausweiten

Wenn wir uns einmal verbunden haben mit den Qualitäten von Mitgefühl und die Meditationen, die Mitgefühl auf uns selbst und eine nahe Person richten, gut kennen, kann mit der Zeit der Wunsch aufkommen, einen Schritt weiterzugehen und den Kreis von Mitgefühl noch mehr auszuweiten. Wie andere spirituelle Weisheitstraditionen betont auch der Buddhismus die grundsätzliche Verbundenheit aller Menschen und Lebewesen durch die Gleichheit unseres Wunsches, glücklich zu sein und Leiden vermeiden zu wollen. Wenn wir unsere gegenseitige Abhängigkeit unter uns Menschen und unsere menschliche Abhängigkeit von unserem ökologischen Lebensraum mit berücksichtigen, wird die Bedeutung dieser Verbundenheit noch deutlicher und eindrücklicher (s. Kapitel 3.1.1). Als mögliche letztendliche Konsequenz unseres gegenseitig auf einander Angewiesenseins kann die Empfindung aufkommen, dass wir richtig tief glücklich nur dann sein können, wenn das die anderen Menschen und Wesen genauso sein können. Wie ein Bodhisattva möchten wir uns dafür einsetzen, dass das Leiden um uns herum abnimmt, weil das der einzige Weg hin zu unserem eignen wirklich großen Glück ist. Im kleinen familiären Rahmen betrachtet, leuchtet diese Sichtweise den meisten unmittelbar ein. Nur wenn es der ganzen Familie gut geht, geht es auch allen einzelnen Familienmitgliedern richtig gut. In diesem Kapitel werden wir einen Schritt weiter gehen und der Absicht folgen, auch diese natürliche familiäre Grenze unseres Mitgefühls zu überschreiten und über sie hinauszuwachsen. Der Mensch hat dafür die biologische Voraussetzung und alte Weisheitstraditionen sowie moderne Wissenschaftler (Davidson 2012) weisen darauf hin, wie bestärkend deren Kultivierung für unsere seelische Gesundheit ist. Die Beschränkung unseres Mitgefühls auf den Familienkreis hinter uns zu lassen und eine tiefere Verbundenheit auch gegenüber uns fremden Menschen und Lebewesen zu empfinden, entwickelt sich in der Regel nicht spontan. Den Kreis von Mitgefühl auszuweiten kann auf unterschiedliche Weise geübt werden. Im Folgenden wird eine inzwischen auch im Westen bekannte Meditation aus dem buddhistischen Geistestraining vorgestellt.

9.7.1 Metta-Meditation und die „Vier Unermesslichen“

In Kapitel 2.3.1 wurden die „Vier Unermesslichen“ (Pali: Brahma Vihara) bereits kurz erwähnt. Sie wurden vom historischen Buddha Gautama als wichtige Herzensqualitäten hervorgehoben, um dem unausweichlichen Leiden des Lebens leichter zu begegnen. Einerseits werden sie als formale Meditationen gelehrt. Die Absicht ist es aber, letztendlich die vier Eigenschaften in den Alltag fließen zu lassen und innerlich stets verbunden mit ihnen zu sein.

Genaugenommen handelt es sich um Schutzmeditationen durch das Kultivieren von *Liebevoller Güte, Mitgefühl, Mitfreude* und *Gleichmut*. Zusammen bilden sie ein sich fast ideal ergänzendes und kraftvolles Set von inneren Qualitäten. Formal werden sie auseinandergenommen und einzeln geübt. Im Alltag sind sie miteinander verwoben, treten gemeinsam in Erscheinung und bedingen sich gegenseitig. Wie bei den Übungen „Mitgefühl für einen guten Freund“ (Kap. 9.6.3) und „Mitgefühl für uns selbst“ (Kap. 9.6.4) wird bei den *„Unermesslichen Vier“* die Aufmerksamkeit auf Worte fokussiert. Das mag auf den ersten Blick ein wenig kopflastig klingen. Wie war jedoch die Wirkung von Worten auf uns, als wir das letzte Mal durch solche verletzt wurden? Gibt es verletzende Worte, die noch immer in unserem Gedächtnis präsent oder leicht abrufbar sind? Was ist mit den verletzenden Worten geschehen, die vor sehr langer Zeit in der Vergangenheit zu uns gesagt wurden? Worte werden in gewissen Zusammenhängen mit einer oft typischen Stimme und einer spezifischen Klangfarbe gesprochen. So wirken sie auf unsere gesamte innere Realität und berühren auch auf emotioneller und körperlicher Ebene. Genauso gut wie Worte manchmal verletzen, können sie auch heilsam sein. Wenn wir die Aufmerksamkeit auf unsere aufrichtigen Wünsche fokussieren lassen, tun wir das mit der

Absicht, heilsame Qualitäten zu kultivieren. Es sei hier die Wichtigkeit wiederholt, dass nach jedem einzelnen innerlich gesprochenen Wunsch kurz innegehalten wird, um die inneren emotionellen wie auch körperlichen Regungen, Antworten und Echos auf die Wünsche wahrnehmen zu können.

Für die Kultivierung der vier Qualitäten Liebevolle Güte, Mitgefühl, Mitfreude und Gleichmut gibt es spezifische Unterschiede in der Formulierung der Wünsche. Es handelt sich bei den in diesem Buch ausgewählten Formulierungen aber stets bloß um Vorgaben, Anregungen oder Beispiele. Wenn einmal die Vorstellung der vier Qualitäten klar ist, ist es wichtig, beim Formulieren der Wünsche seine eigenen Worte zu finden (s. auch Kap. 9.6.5 „Vereinfachen“ oder „Intensivieren“). Für Leser, die sich gerne in die Metta-Meditation und die Brahma Vihara vertiefen möchten, finden sich Hinweise unter den Literaturempfehlungen.

Im Folgenden wird kurz auf die Bedeutung der vier Qualitäten eingegangen. Danach finden sich als Anregung und Aufmunterung zum Formulieren der eigenen Wünsche teils traditionelle und teils modernere Formulierungen von Wünschen.

Liebevolle Güte (Metta)

Diese Form der Güte wird deutlich unterschieden von der genauso bedeutungsvollen romantischen Form der Liebe. Hier spielt vor allem ein tiefes Verständnis unserer gegenseitigen Verbundenheit eine Rolle. In der heutigen Zeit ist es in der westlichen Gesellschaft einfach, dem Irrglauben zu verfallen, dass wir im Grunde ganz alleine auf uns selbst gestellt überleben könnten. Selbst der isolierteste Mensch bedarf jedoch beispielsweise der Grundnahrungsmittel, die von jemandem verarbeitet, transportiert, verkauft oder nach Hause geliefert werden. Selbst der extremste Selbstversorger wird vielleicht eines Tages krank und bedarf medizinischer Versorgung durch jemand anders. Die Gegenwart liebevoller Güte honoriert unsere menschliche Schwäche und Verletzbarkeit, gleichsam stärkt sie den Einzelnen für sich selbst und in seiner Verbundenheit mit anderen. Die Sätze der Meditation über liebevolle Güte lauten:

- Mögest Du glücklich und zufrieden sein.
- Mögest Du Dich beschützt und sicher fühlen.
- Mögest Du körperlich stark und gesund sein.
- Mögest Du mit Leichtigkeit und Frieden leben.

Mitgefühl (Karuna)

Nach allem, was bereits weiter oben über Mitgefühl ausgeführt wurde, wird es den Leser kaum noch erstaunen, zu vernehmen, dass die Sätze für die Qualität von Mitgefühl den Kern der zwei Mitgefühlspsychologien enthalten. Unter der ersten Mitgefühlsqualität wird in der CFT das Anerkennen, Validieren und sich öffnen für belastende schmerzhafte Erfahrungen verstanden, mit denen das Leben uns konfrontieren kann. Die zweite Mitgefühlspsychologie beinhaltet das aus tiefer Überzeugung stammende herzhafte und kraftvolle Engagement, alles zu unternehmen, um das eigene Leiden und das von anderen zu lindern.

Die traditionellen Sätze der Meditation über Mitgefühl lauten:

- Möge sich Dein Leiden lindern und auflösen.
- Mögest Du frei von Leiden und den Ursachen von Leiden sein.
- Mögest Du Dich und Dein Leben annehmen, genau so, wie es im Moment ist.
- Mögest Du Dich für das, was schwierig ist öffnen und Dich gut darum kümmern.

Diese Sätze können einzeln hintereinander still rezitiert werden. Genauso können auch einfach ein Satz oder zwei ausgewählt werden, die besonders passend erscheinen. Auf alle Fälle können immer auch ganz eigene Sätze formuliert werden.

Mitfreude (Mudita)

Nach den vielen Zeilen, die bereits über das Leiden geschrieben wurden, erscheint es dringend an der Zeit, auch einen leichten und freudigen Aspekt von Mitgefühl zu beleuchten und zu würdigen. Schon der historische Buddha Gautama betonte so als unabdingliche nächste Qualität der „Unermesslichen Vier“ und als *einer der sieben Erleuchtungsfaktoren, die Freude* und die mit anderen geteilte Freude, die *Mitfreude* genannt wird. Freude wird auf ganz natürliche Weise durch das Kultivieren der drei anderen Eigenschaften *liebevolle Güte*, *Mitgefühl* und *Gleichmut* hervorgebracht. Ohne Freude würde beim Entwickeln und Offerieren von Mitgefühl genauso wie bei Freundlichkeit und Gleichmut eine wichtige Herzensqualität fehlen, die Wärme, Leichtigkeit und Authentizität hineinbringt. Liebevolle Güte ohne Freude wirkt affektiert und künstlich. Mitgefühl ohne einen Hauch von Freude wird erdrückend schwer. Und wenn Gleichmut nicht von Freude begleitet wird, bleibt die Verbundenheit mit den anderen Wesen verhalten.

Mitfreude ist die Wertschätzung und die Freude über das Glück, das anderen widerfährt. Es wird von einem Dorf in Thailand erzählt, in dem die Tempelglocken immer dann geläutet werden, wenn jemandem etwas Erfreuliches widerfahren ist. Die Leute des Dorfes versammeln sich dann, um ihre Freude und Wertschätzung auszudrücken. Auf diese Weise kann die Freude einer einzelnen Person zur Freude vieler werden (Kornfield 2006).

Anstatt uns eifersüchtig oder neidisch gegen das Glück anderer zu sperren und damit bei uns selbst und der anderen Person Leid zu erzeugen, lassen wir uns in die Freude der glücklichen Person miteinstimmen und freuen uns mit ihr. Das ist, als ob wir uns selbst ein Stück des Kuchens abschneiden und reichen lassen. Für alle Beteiligten ist das langfristig eine innere Bereicherung.

Hinter dieser Art von Mitfreude steht eine radikal andere Sichtweise von Glück, als sie in der westlichen Konsumgesellschaft gängig und verbreitet ist. Wir sind es gewohnt, Glück als eine beschränkte Ware zu betrachten, die gehortet werden kann und sogar soll. Das, was andere haben, geht uns selbst verloren und fehlt uns. Glück wird zu einer Ware, um die wir glauben, uns reißen zu müssen. Neid, Missgunst und Eifersucht können als Folge aufkommen, wenn wir denken, zu wenig zu bekommen. Das ständige Abwägen und Vergleichen des eigenen Glücks mit dem von anderen nährt die ohnehin bereits weit verbreitete verzerrte Sichtweise, dass wir ständig ein bisschen weniger gut abschneiden und weniger Glück haben als andere. Glück als etwas Unerschöpfliches zu betrachten, das sich durch Teilen mit anderen noch weiter vermehren und vergrößern lässt, ist für viele etwas ganz Neues und zunächst Verunsicherndes. Mitfreude beinhaltet auch unsere Möglichkeit, uns mit jemandem für etwas zu freuen, das uns selbst bedeutungslos scheint. In der Regel müssen wir erst vertraut werden mit dieser zunächst anti-intuitiv wirkenden Sichtweise, um sie in unserem Alltag praktisch umzusetzen und zu leben.

Genau diese Vertrautheit soll mit den Sätzen und Wünschen zu Mitfreude genährt und gestärkt werden. Viele Leute machen die Erfahrung, dass die Möglichkeit, sich dem Glück einer anderen Person anzuschließen schließlich eines der kraftvollsten Mittel gegen Neid und Eifersucht wird. Wenn die Sorge aufgelöst werden kann, dass Glück und Freude nur in beschränktem Ausmaß vorhanden sind, sondern im Gegenteil durch Teilen vermehrt werden können, sind das beste Gründe, um sich zu entspannen und zu beruhigen. Es gibt Raum für ganz neue wunderbare Möglichkeiten im Umgang mit dem eigenen Glück und dem anderer. Die Sätze der Mitfreude lauten:

- Möge sich Deine Freude und Dein Glück festigen und vermehren.
- Mögest Du niemals von Deiner Freude und der Quelle Deines Glückes getrennt sein.
- Mögest Du niemals von Deiner Freude und Deinem Glück, die frei von Leiden sind, getrennt sein.
- Möge sich Deine Güte vertiefen, Dein Erfolg sich vervielfältigen und die beiden sich niemals erschöpfen.

Gleichmut (Uppekha)

Folgende Geschichte wird in den verschiedenen buddhistischen Schulen mit einem jeweils anderen bekannten Meister als Akteur zur Illustrierung von Gleichmut erzählt. Diese Version ist der Rinzai Zen-Schule entnommen und handelt vom bekannten Meister Hakuin, der von 1685 bis 1768 in Japan lebte. Sie ist hier frei nacherzählt:

Zen-Meister Hakuin war sehr bekannt und wurde gepriesen für seinen untadligen und konsequenten Lebenswandel. Ein sehr schönes japanisches Mädchen, die Tochter eines Lebensmittelhändlers, wohnte in seiner Nachbarschaft. Eines Tages entdeckten die Eltern des Mädchens, dass ihre Tochter schwanger war. Diese verschwieg jedoch hartnäckig, wer der Vater ist. Schließlich machte sie dem Ärger der Eltern ein Ende und nannte Meister Hakuin als Vater ihres Kindes. Zornig eilten die aufgebrachten Eltern zum Meister.

„Ist es so?“, war alles, was dieser sagte.

Das Kind wurde geboren und zu Hakuin gebracht, der seinen guten Ruf inzwischen gänzlich ruiniert hatte. Liebevoll nahm er das Kleine auf und kümmerte sich Tag und Nacht auf innige Weise um es. Ein paar Jahre später beichtete die reuige Mutter ihren Eltern, dass der richtige Vater des Kindes ein anderer junger Mann sei, der auf dem Fischmarkt arbeitet.

Die Eltern eilten erneut zu Hakuin und fragten ihn nach dem Kinde. Sie sagten, sie wollten es wieder zurück haben, er sei nicht der richtige Vater.

„Ist es so?“, war alles, was er sagte, als er ihnen das Kleine übergab.

Gleichmut ist jene Qualität, die uns davor bewahrt, unser Mitgefühl und unsere Liebe zu erschöpfen. Gleichmut darf nicht verwechselt oder gleichgesetzt werden mit Gleichgültigkeit, welche ja u. a. gerade vielmehr aus Erschöpfung und Ausgebranntsein entsteht. In helfenden Berufen wird von *Compassion-Fatigue* als Symptom und Signal eines Burn-Outs gesprochen. Gleichmut balanciert unser Engagement für andere aus und bringt uns auf den Boden der Realität mit ihren Grenzen zurück. Wenn wir das Gleichgewicht von Gleichmut verlieren, besteht einerseits die Gefahr, dass wir ausbrennen und uns schließlich aus Mangel an Kraft und Motivation nicht mehr richtig von Herzen um andere kümmern können. Auf der anderen Seite kann ein grenzenloses Überengagement für andere nicht nur nicht hilfreich sein, sondern letztendlich mehr die helfenden Person in den Mittelpunkt rücken als die Person, der geholfen werden sollte.

Liebevolle Güte ohne gleichmütige Ausgewogenheit kann uns in Träumereien den Boden der Realität verlieren und haltlos werden lassen. Überhöhte und grenzenlose Ansprüche an uns und unser mitfühlendes Engagement können unsere grundsätzlich hilfreiche Art beeinträchtigen. Im Gegensatz dazu kann unser Engagement ohne Gleichmut schnell unterkühlt und emotionell verhalten werden. Mitgefühl ohne Gleichmut lässt uns entweder von Schmerzen überschwemmt und dysfunktional oder gleichgültig und kalt werden. Unausgewogene überschwängliche Mitfreude kann aufgesetzt und unecht wirken und aufdringlich werden. Mangelnder Gleichmut kann unser Herz aber auch ganz verschließen für Freude und wertschätzende Anteilnahme am Glück anderer.

Es sei betont, dass Gleichmut gegenüber Menschen, die wir sehr stark lieben und brauchen, eine höchste Herausforderung ist. Wie gesagt hat Gleichmut nichts mit Gleichgültigkeit oder kühler emotionaler Distanziertheit zu tun. Gerade weil Gleichmut ein offenes Herz voraussetzt, schließt er wie das deutsche Wort *Mut* mit ein. Für die meisten von uns handelt es sich wohl um eine Qualität, die wir laufend neu anstreben und entwickeln. Das wird unmittelbarer nachvollziehbar, wenn wir nun die Sätze und Wünsche zu Gleichmut betrachten und sie auf eine uns sehr nahe Person richten. Die Sätze von Gleichmut sind folgende:

- Auch wenn ich Dich noch so sehr liebe, bin ich nicht die Ursache Deines Glückes.
- Ich bin nicht die Ursache Deines Leidens und auch wenn ich es noch so sehr wünsche, habe ich letztlich nicht die Macht, Dich davon zu befreien.
- Trotz meiner ganzen Liebe ist das ein sehr schwieriger Moment.

- Meine ganze Liebe und mein stärkstes Engagement ändern nichts daran, dass ich nicht das Glück von anderen schmieden kann.

Ausweiten des Kreises

Nachdem die vier Herzensqualitäten im kleineren Rahmen für einen guten Freund und für uns selbst geweckt werden konnten, können wir den Kreis schrittweise erweitern und auch andere Personen und Wesen mit einbeziehen. Hier besteht die Gefahr, dass derart großer Gefallen an den Übungen gefunden wird, dass zu schnell fortgeschritten und inneres Unbehagen beim Öffnen übergangen wird. Sorgfältig werden nach und nach folgende Personen mit in die Übungen miteinbezogen:

Die neutrale Person

Die neutrale Person ist eine Person, die wir persönlich nicht gut kennen, der wir nicht sehr nahe stehen und die uns mehr zufällig begegnet. Beispiele neutraler Personen können die Kassiererin im Supermarkt, ein Nachbar, ein Mitbenutzer der öffentlichen Verkehrsmittel oder die Kellnerin in einem Restaurant, in dem wir gerne essen, sein. In Anbetracht dessen, dass die größte Anzahl Menschen, denen wir in unserem Leben begegnen, solche neutralen Menschen sind, ist diese genaugenommen die wichtigste Person, um sie in die Übung der „Vier Unermesslichen“ miteinzubeziehen.

In der formalen Übung wählen wir zunächst eine neutrale Person aus unserem Umfeld aus. Um den Verlauf der Übung verfolgen zu können, suchen wir idealerweise eine Person (oder ein Wesen) aus, welcher wir regelmäßig begegnen, ohne aber eine besonders nahe oder persönliche Beziehung zu ihr zu haben. Weiter wählen wir aus, mit welcher der vier Eigenschaften wir meditieren möchten, und beginnen, so wie wir es bereits kennen, die Wünsche als Sätze zu formulieren und diese leise innerlich zu sagen und zu wiederholen. Stets beachten wir nach jedem einzelnen Satz den emotionellen und körperlichen Widerhall in uns.

Die schwierige Person

Das Miteinbeziehen von schwierigen Personen ist ein wichtiger und äußerst herausfordernder Schritt. In ihm ist das Lernen von Vergeben und

Verzeihen enthalten. Besonders im therapeutischen Kontext gilt es hier, Zurückhaltung und große Sorgfalt walten zu lassen. Dies trifft genauso zu, wenn wir selbst mit einer für uns schwierigen Person arbeiten möchten. Die Instruktion für die Auswahl einer schwierigen Person lautet gewöhnlich, zunächst mit einer relativ einfachen schwierigen Person zu arbeiten und nicht gleich mit dem schwierigsten Menschen in unserem Leben zu beginnen. Diese Instruktion wird leider auf übermütige Weise oft nicht befolgt, mit dem Resultat, dass die Übung als zu belastend vorschnell beiseitegelegt wird oder aufkommende innere Widerstände dagegen gar nicht erst wahrgenommen werden.

Wenn wir eine nicht allzu schwierige Person ausgewählt haben und ihr Bild vor uns sehen, beginnen wir, auch diesem Menschen unsere aufrichtigen Wünsche zu offerieren. Wir wählen eine der vier Herzensqualitäten aus und die Formulierungen, die am besten passen. Es ist wichtig, sich darum zu kümmern, dass wir uns während der Meditation sicher fühlen und gut für uns sorgen. Wir können beispielsweise unsere schwierige Person an einem sicheren Ort treffen und uns von inneren Helfern begleiten lassen.

Eine Gruppe von Personen: Mögen alle Wesen glücklich sein!

In einem weiteren Schritt können wir uns eine ganze Gruppe von Leuten vorstellen, der wir unsere Herzenswünsche anbieten. Schrittweise öffnen wir uns weiter und beziehen immer mehr Menschen und Wesen mit in die Meditation ein. Wir richten unsere Wünsche an unsere Freunde, unsere Dörfer, unser Länder, Kontinente, schließlich an alle Menschen und Lebewesen auf dieser Welt und in allen Universen.

- Mögen alle Wesen glücklich und zufrieden sein.
- Mögen alle Wesen sich beschützt und sicher fühlen.
- Mögen alle Wesen körperlich stark und gesund sein.
- Mögen alle Wesen mit Leichtigkeit und Frieden leben.

Mit offenem Herzen achten wir auf die Wirkung unserer Wünsche, auch auf die ganz subtilen. Was lösen sie in uns selbst aus und wie wird die Umgebung durch sie berührt? Wie fühlt es sich an, wenn wir uns unsere Welt vorstellen als eine, in der alle Lebewesen glücklich sein und in Frieden leben können?

Glossar

ACT: Acceptance and Commitment Therapy

Altruismus: Nach seinem „Schöpfer" Auguste Comte ein Gegenbegriff zu Egoismus, welcher Verhaltensweisen umfasst, die einem Individuum zugunsten eines anderen Individuums mehr Kosten als Nutzen einbringen. Es gibt keine allgemeingültige Definition dieses Begriffes.

Äon: Der Begriff Äon stammt aus dem Griechischen und beschreibt im theologisch-spirituellen Kontext einen sehr langen Zeitraum oder eine unbeschränkte Zeit – also eine Ewigkeit.

Archetyp: Über die unterschiedlichsten Kulturen und Generationen hinausreichende, im Unbewussten verankerte Urbilder im Zusammenhang mit tiefgreifenden menschlichen Erfahrungen wie Geburt, Mutterschaft, Trennung und Tod.

Avalokiteshvara: Bodhisattva des Mitgefühls, Buddhistischer Archetyp für Mitgefühl

Bodhisattva: Ein erleuchtetes Wesen, das von sich aus auf einen Einzug ins Nirvana verzichtet, um zu helfen, bis sämtliche Wesen Befreiung gefunden haben.

CMT: Compassionate Mind Training; entspricht dem Übungsteil der CFT

Derwisch: Muslimischer Mystiker

Die Unermesslichen Vier: Vier zusammengehörige Herzensqualitäten, die im Buddhismus gelehrt und geübt werden: Liebevolle Güte, Mitgefühl, Mitfreude, Gleichmut

Die Vier Edlen Wahrheiten: Lehre des Buddha Gautama über das Leiden, dessen Bewältigung und Auflösung.

Dritte-Welle-Psychotherapie: Vornehmlich achtsamkeitsbasierte Verhaltenstherapien wie neben der CFT die Akzeptanz- und Commitmenttherapie, die Mindfulness Based Cognitive Therapy, die Dialektisch-Behaviorale Therapie und andere.

Machiavellische Intelligenz: Darunter wird in der Intelligenzforschung und Verhaltensbiologie die Fähigkeit eines Lebewesens gesehen, sich in einer sozialen Gruppe erfolgreich mit anderen Gruppenmitgliedern auseinanderzusetzen. Insbesondere der Verhaltensforscher Frans de Waal übertrug 1982 die politischen Theorien Machiavellis über die Regierung eines Staates auf soziale Gruppen von Menschen und Menschenaffen einschließlich ihrer Familien. Er erklärt, wie die Fähigkeit, sich in andere einzufühlen, zu heucheln, zu täuschen und zu lügen zum Vorteile beim Erlangen eines Status in einer Gruppe und bei der Fortpflanzung ausgenützt werden.

MBSR: Mindfulness Based Stress Reduction: Von Jon Kabbat-Zinn entwickeltes Achtsamkeitstraining

Mentalisieren: Die für den Menschen einzigartige Fähigkeit, sich über eigene mentale Zustände und die mentale Verfassung von anderen Leuten Vorstellungen zu machen.

MSC: Mindful Self-Compassion: von Chris Germer und Kristin Neff entwickeltes Mitgefühlstraining

Multiple selves: Schemata, Ego States oder Geistesformationen

RCT: Randomized Controlled Trial = Randomisierte kontrollierte Studie; gilt in der Medizin als bestes Studiendesign und als Goldstandard der modernen Studienplanung. Randomisiert bedeutet, dass die Zuordnung von Personen zu einer Untersuchungsgruppe nach dem Zufallsprinzip und „blind" verläuft. Die Resultate müssen mit denen einer Kontrollgruppe, die entweder die stärkste oder keine Intervention erhielt (Placebo), verglichen werden.

Rumination: bedeutet wörtlich übersetzt aus dem Lateinischen „Wiederkäuen"; in der Psychologie ist mit dem Begriff die zwanghafte Aufmerksamkeit auf den Symptomen der eigenen Not, ihren möglichen Ursachen und Folgen gemeint anstatt auf ihren Lösungen. „Wiederkäuen" von oder Grübeln über Sorgen fokussiert auf schlechte Gefühle und Erfahrungen aus der Vergangenheit und mögliche in der Zukunft und wird in Zusammenhang gebracht mit der Entwicklung von Angststörungen und Depressionen.

Saddhu: Indischer Mystiker

Sutra: Lehrrede des historischen Buddha Gautama

Literaturempfehlungen

Literatur über CFT

Deutsche Literatur

Gilbert, P. (2013): Compassion Focused Therapy. Junfermann, Paderborn

Gilbert, P. (2011): Wie wir Mitgefühl nutzen können, um Glück und Selbstakzeptanz zu entwickeln und es uns wohl sein zu lassen. Arbor, Freiburg

Gilbert, P. & Chöden (2014): Achtsames Mitgefühl. Arbor, Freiburg

Heidenreich, M. & Michalak, J. (2013): Die „Dritte Welle“ der Verhaltenstherapie. Beltz, Weinheim

Henderson, L. (2012): Finde den Mut, Du selbst zu sein: Wie die CFT dabei helfen kann, Schüchternheit zu überwinden und soziales Vertrauen zu stärken. Arbor, Freiburg

Englische Literatur

Cooper, M. (2013): The Compassionate Mind Approach to Reducing Stress. Compassionate Mind Series. Constable & Robinson, London

Gilbert, P. (2010): Compassion Focused Therapy, Distinctive Features. Routledge, London

Gilbert, P. (2009): The Compassionate Mind – A New Approach to Live's Challenges. New Harbinger, Oakland

Gilbert, P. & Chöden (2013): Mindful Compassion. Routledge, London

Goss, K. (2011): The Compassionate-Mind Guide to Ending Overeating: Using Compassion-Focused Therapy to Overcome Bingeing and Disordered Eating. The New Harbinger Compassion-Focused Therapy Series. New Harbinger, Oakland

Henderson, L. (2011): The Compassionate-Mind Guide to Building Social Confidence: Using Compassion-Focused Therapy to Overcome Shyness and Social Anxiety. The New Harbinger Compassion-Focused Therapy Series. New Harbinger, Oakland

Henderson, L. & Zimbardo, P. (2014): Helping Your Shy and Socially Anxious Client: A Social Fitness Training Protocol Using CBT. New Harbinger, Oakland

Kolts, R. (2012): The Compassionate-Mind Guide to Managing Your Anger: Using Compassion-Focused Therapy to Calm Your Rage and Heal Your Relationships. The New Harbinger Compassion-Focused Therapy Series. New Harbinger, Oakland

Kolts, R. & Ven. Thubten Chodron (2013): Living with an Open Heart. Constable & Robinson, London

Lee, D. & James, S. (2013): The Compassionate-Mind Guide to Recovering from Trauma and PTSD: Using Compassion-Focused Therapy to Overcome Flashbacks, Shame, Guilt, and Fear. The New Harbinger Compassion-Focused Therapy Series. New Harbinger, Oakland

Tirch, D. (2012): The Compassionate-Mind Guide to Overcoming Anxiety: Using Compassion-Focused Therapy to Calm Worry, Panic, and Fear. The New Harbinger Compassion-Focused Therapy Series. New Harbinger, Oakland

Welford, M (2013): The Power of Self-Compassion: Using Compassion-Focused Therapy to End Self-Criticism and Build Self-Confidence. The New Harbinger Compassion-Focused Therapy Series. New Harbinger, Oakland

Andere „Dritte-Welle-Psychotherapien“

Germer, Ch. & Siegel, R. (2012): Wisdom and Compassion in Psychotherapy. Guilford, New York

Germer, Ch. & Siegel, R. (2011): Der achtsame Weg zur Selbstliebe. Arbor, Freiburg

Holmes, T. & Holmes, L. (2013): Reisen in die Innenwelt, Systemische Arbeit mit Persönlichkeitsanteilen. Kösel, München

Levine, P. (2011): Sprache ohne Körper: Wie unser Körper Trauma verarbeitet und uns in die innere Balance zurückbringt. Kösel, München

Neff, K. (2012): Selbstmitgefühl: Wie wir uns mit unseren Schwächen versöhnen und uns selbst der beste Freund werden. Kailash, München

Pollak, S. M., Pedulla, T. & Siegel, R. D. (2014): Sitting together: Essential Skills for Mindfulness-Based Psychotherapy. Guilford, New York

Tirch, D., Schoendorff, B. & Silberstein, L. (2014): The ACT Practicioner's Guide to the Science of Compassion. New Harbinger, Oakland

Van de Brink, E. & Koster, F. (2013): Mit Selbst-Mitgefühl und Achtsamkeit die seelische Gesundheit stärken: Mindfulness-Based-Compassionate-Living. Kösel, München

Wilson, K.(2014): Achtsamkeit für zwei: Die therapeutischen Interaktionen im Rahmen der Akzeptanz- und Commitment-Therapie ACT. Hans Huber, Bern

Buddhismus

Baraz, J. (2011): Freude. Nymphenburger, München

Brach, T. (2014): Nach Hause kommen zu sich selbst. Koha, Isen

Halifax, J. (2011): Im Sterben dem Leben begegnen: Mut und Mitgefühl in Angesicht des Todes. Kamphausen, Bielefeld

Kornfield, J. (2008): Das weise Herz. Arkana, München

Nairn, R. (2000): Auf den Spuren des erleuchteten Drachen: Buddhistische Meditation. Deutscher Taschenbuch Verlag, München
Salzberg, S. (2006): Metta Meditation. Arbor, Freiburg

Lojong und Tonglen

Chögyam Trungpa (2000): Erziehung des Herzens: Buddhistisches Geistestraining als Weg zu Liebe und Mitgefühl. Arbor, Freiburg
Pema Chödrön (2003): Beginne, wo Du bist: eine Anleitung zum mitfühlenden Leben. Kamphausen, Bielefeld
Pema Chödrön (2001): Tonglen: Der tibetische Weg, mit sich selbst und anderen Freundschaft zu schließen. Arbor, Freiburg

Vier Edle Wahrheiten

Chögyam Trungpa (2012): Buddhas Rezept für die Befreiung vom Leiden (Die vier edlen Wahrheiten). Windpferd, Oberstdorf
Dalai Lama (2004): Der Weg zu innerem Frieden: Eine Meditation über die vier edlen Wahrheiten. Diederichs, München
Gonsar Rinpoche (2007): Buddhas erste Unterweisung: Die vier edlen Wahrheiten. Edition Rabten, Le Mont-Pélérin

Neurowissenschaften

Davidson, R. (2012): Warum wir fühlen, wie wir fühlen. Arkana, München
Hanson, R. & Mendius, R. (2010): Das Gehirn eines Buddhas, Angewandte Neurowissenschaften von Glück, Liebe und Weisheit. Arbor, Freiburg
Liebermann, M.D. (2013): Social, Why Our Brains Are Wired to Connect. Crown, New York
Siegel, D. (2012): Der achtsame Therapeut. Kösel, München
Siegel, D. (2010): Die Alchemie der Gefühle. Kailash, München
Singer, T. & Bolz, M.(2013): Mitgefühl in Alltag und Forschung. Herunterladbar auf: http://www.compassion-training.org, 5.4.2015

Handmodell des Gehirnes

Siegel, D. (2010): Die Alchemie der Gefühle. Kailash, München
Siegel, D. (2010): YouTube-Video „Dr. Daniel Siegel presenting a Hand Model of the Brain“. In: http://www.youtube.com/watch?v=DD-lfP1FBFk, 15.4.2015

Webseiten

compassionatemind.co.uk (16.4.2015) – Prof. Paul Gilbert
MindfulSelfCompassion.org (16.4.2015) – Chris Germer
Self-Compassion.org (16.4.2015) – Kristin Neff, PhD
centerformsc.org (16.4.2015) – Kristin Neff & Chris Germer
mbcl.org (16.4.2015) – Mindfulness-Based-Compassionate Living: Erik van den Brink
compassionateliving.info (16.4.2015) – Mindfulness-Based-Compassionate-Living – Frits Koster
mindfulcompassion.com (16.4.2015) – Dennis Tirch
ccare.stanford.edu (16.4.2015) – CCARE an der Standford University
mindsightinstitute.com (16.4.2015) – Daniel J. Siegel
stephenporges.com (16.4.2015) – Stephen Porges
www.evolution-mensch.de (16.4.2015)

Audios

Deutsch

Germer, C. & Neff, K. (2012): Audiobook: Achtsames Selbstgefühl – gesprochen von Britta Hölzel. Arbor, Freiburg
Hanson, R. (2014): Audiobook: Selbstgesteuerte Neuroplastizität: Der achtsame Weg, das Gehirn zu verändern – Meditationen in Deutsch gesprochen von Lienhard Valentin. Arbor, Freiburg
Hanson, R. (2010): Meditationen, um das Gehirn zu verändern. Wie wir unsere Nervenbahnen neu verdrahten – gesprochen von Erich Räuker und Andreas Gröber. Windpferd, Oberstdorf
Neff, K. (2014): Audiobook: Selbstmitgefühl: Schritt für Schritt – gesprochen von Mike Kauschke. Arbor, Freiburg

Englisch

Brach, T. (2014): The R. A.I. N. Meditation. Sounds True, Boulder
Chris Germer: Meditations Downloads. In: MindfulSelfCompassion.org, 15.4.2015
Gilbert, P: Audio. In: http://www.compassionatemind.co.uk, 15.4.2015
Neff, K.: Guided Meditations. In: Self-Compassion.org, 15.4.2015

Zitierte Literatur

Baraz, J. (2011): Freude. Nymphenburger, München

Baumeister, R.F., Bratslavsky, E., Finkenauer, C., & Vohs, K.D. (2001): Bad Is Stronger than Good. Review of General Psychology 5, 323–370

Baumeister, R.F., Stillwell, A. & Heatherton, T.F. (1994): Guilt: An Interpersonal Approach. Psychological Bulletin 115, 323–370

Beaumont, E., Galpin, A., & Jenkins, P. (2012): Being Kinder to Myself: A Prospective Comparative Study, Exploring Post-Trauma Therapy Outcome Measures, for Two Groups of Clients, Receiving either Cognitive Behaviour Therapy or Cognitive Behaviour Therapy and Compassionate Mind Training. Counselling Psychology Review 27 (1), 31–43

Beck, A.T. (1987): Cognitive Models of Depression. Journal of Cognitive Psychotherapy: An International Quarterly, 1, 5–38

Beck, A.T. & Emery, G. (1985): Anxiety Disorders and Phobias: A Cognitive Approach. Basic Books, New York.

Bifulco, A., Moran, P.M., Baines, R., Bunn, A. & Stanford, K. (2002): Exploring Psychological Abuse in Childhood: II. Association with Other Abuse and Adult Clinical Depression. Bulletin of the Menninger Clinic Vol. 66, 241–258

Blackmore, S. (2000): The Meme Machine. Oxford University Press, Oxford

Block Lewis, H. (1987): The Role of Shame in Symptom Formation. Psychology Press, London

Block Lewis, H. (1971): Shame and Guilt in Neurosis. International Universities Press, New York

Boellinghaus, I., Fergal, W.J. & Hutton, J. (2013): Cultivating Self-Care and Compassion in Psychological Therapists in Training: The Experience of Practicing Loving-Kindness Meditation. Training and Education in Professional Psychology 7 (4), 267–277

Bowlby, J. (1969): Attachment: Attachment and loss (Vol.1). Hogarth Press, New York

Brach, T. (2014): Nach Hause kommen zu sich selbst. Koha, Isen

Braehler, C., Gumley, A., Harper, J., Wallace, S., Norrie, J. & Gilbert, P. (2013): Exploring Change Processes in Compassion Focused Therapy in Psychosis: Results of Feasibility Randomized Controlled Trial. British Journal of Clinical Psychology 52, 199–214

Breuning, L. (2012): Meet Your Happy Chemicals: Dopamin, Endorphin, Oxytocin, Serotonin. Inner Mammal Institute

Broucek, F. (1991): Shame and the Self. Guilford, New York

Cacioppo, J.T., Gary, G., Berntson, G.G., Sheridan, J.F., McClintock, M.K. (2000): Multilevel Integrative Analysis of Human Behavior: Social Neuroscience and the Complementing Nature of Social and Biological Approaches. Psychological Bulletin, 126, 829–843

Carter, C. S. (1998): Neuroendocrine Perspectives on Social Attachment and Love. Psychoneuroendocrinology 23, 779–818

CFT list-serve (2014): In: https://www.goodreads.com/quotes/26732-to-keep-a-lamp-burning-we-have-to-keep-putting, 2.4.2015

Chödrön, Pema (2001): Tonglen. Arbor, Freiburg

Cozolino, L. (2007): The Neuroscience of Human Relationships: Attachment and the Developing Brain. Norton, New York

Dalai Lama und Ekman, P. (2008): Dialog: Gefühl und Mitgefühl. Spektrum, Heidelberg/Wiesbaden

Darwin, Ch. (1859): The Origines of Species. John Murray, London

Daryl, C. (2013): In: http://cdcame.wix.com/daryl-cameron#!research-interests/ck0q, 14.4.15

Davidson, R. (2012): Warum wir fühlen, wie wir fühlen. Arkana, München

Dawson, A. & Tylee, A. (2001): Depressionen: Eine soziale und ökonomische Zeitbombe. Strategien für eine bessere Versorgung. BMJ Books, London

Dearing, R. L. & Tangney, J. P. (2011): Shame in the Therapy Hour. American Psychological Association, 710–711

Depue, R. A. & Morrone-Strupinsky, J. V. (2005): A Neurobehavioral Model of Affiliative Bonding. Behavioral and Brain Sciences 28, 313–395

de Waal, F. (2008): In Dialog zwischen Dalai Lama und Paul Ekman. Spektrum, Heidelberg/Wiesbaden

Feldman, C. & Kuyken, W. (2011): Compassion in the Landscape of Suffering. Contemporary Buddhism 12, 143–155

Fischer, R. (1993): Also sprach Mulla Nasrudin. Knaur, München

Forsyth, J. P. & Eifert G. (2008): The Mindfulness and Acceptance Workbook for Anxiety: A Guide to Breaking Free from Anxiety, Phobias, and Worry Using Acceptance and Commitment Therapy. New Harbinger, Oakland

Germer, Ch. (2011): Der achtsame Weg zur Selbstliebe: Wie man sich von destruktiven Gedanken und Gefühlen befreit. Arbor, Freiburg

Germer, Ch.: Self-Compassion Break. In: http://www.mindfulselfcompassion.org/handouts/SelfCompassionBreak.pdf, 5.4.15

Gilbert, P. (2014a): The Origins and Nature of Compassion Focused Therapy. British Journal of Clinical Psychology 53, 6–41

Gilbert, P. (2014b): Vortrag an der „Summer 2014 Conference on Mindfulness and Compassion“ am 26.06.–29.06.2014 in Samye Ling, Scotland.

Gilbert, P. (2013): Compassion Focused Therapy. Junfermann, Paderborn

Gilbert, P. (2009): The Compassionate Mind: A New Approach to the Challenges of Life. Constable & Robinson, London

Gilbert, P. (2005): Compassion and Cruelty: A Biopsychological Approach. In: Gilbert, P. (Ed.): Compassion: Conceptualisations, Research and Use in Psychotherapy. Routledge, London, 3–74

Gilbert, P. (2002): Evolutionary Approaches to Psychopathology and Cognitive Therapy. Journal of Cognitive Psychotherapy: An International Quarterly, Special Edition: Evolutionary Psychology and Cognitive Therapy, 16, 262–294

Gilbert, P. (1992): Depression: The Evolution of Powerlessness. Psychology Press, London

Gilbert, P.: In: http://www.compassionatemind.co.uk, 2.4.2015

Gilbert, P., Broomhead, C., Irons, C., McEwan, K., Bellew, R., Mills, A., Gale, C. & Knibb, R. (2007): Striving to Avoid Inferiority: Scale Development and Its Relationship to Depression, Anxiety and Stress. British Journal of Social Psychology 46, 633–648

Gilbert, P. & Choden (2013): Mindful Compassion. Constable & Robinson, London

Gilbert, P. & Choden (2010): Compassion Focused Therapy, Distinctive Features. Routledge, London

Gilbert, P., Clarke, M., Kempel, S., Miles, J. N.V. & Irons, C. (2004): Criticizing and Reassuring Oneself: An Exploration of Forms, Style and Reasons in Female Students. British Journal of Clinical Psychology 43, 31–50

Gilbert, P. & Irons, C. (2005): Focused Therapies and Compassionate Mind Training for Shame and Self Attacking. In: Gilbert, P. (ed.): Compassion: Conceptualisations, Research and Use in Psychotherapy. Routledge, London, 263–325

Gilbert, P., McEwan, K., Bellew, R., & Mills, A. (2009): The Dark Side of Competition: How Competitive Behaviour and Striving to Avoid Inferiority Are Linked to Depression, Anxiety, Stress and Selfharm. Psychology and Psychotherapy 82, 123–136

Hanson, R. & Mendius, R. (2009): Buddhas Brain: The Practical Neuroscience of Happiness, Love and Wisdom. New Harbinger, Oakland

Hell, D. (2007): Seelenhunger. Herder, Freiburg

Holmes, T. & Holmes, L. (2013): Reisen in die Innenwelt: Systemische Arbeit mit Persönlichkeitsanteilen. Kösel, München

Hrdy, S. B. (2009): Mothers and Others: The Evolutionary Origins of Mutual Understanding. Boston, Harvard University Press

Jung, C. G. (2012): Der Mensch und seine Symbole. 18. Aufl. Patmos, Ostfildern

Kornfield, J. (2008): Das weise Herz: Die universellen Prinzipien buddhistischer Psychologie. Arkana, München

Kornfield, J. (2006): Offen wie der Himmel, weit wie das Meer. Ullstein, Berlin

Leaviss, J. & Uttley, L. (2014): Psychotherapeutic Benefits of Compassion-focused Therapy: An Early Systematic Review. Psychological Medicine, 1–19

Liebermann, M. D. (2013): Why Our Brains Are Wired to Connect. Crown, New York

Masters, R. A. (2010): Spiritual Bypassing, When Spirituality Disconnects Us from What Really Matters. North Atlantic Books, Berkely

Nairn, R. (2014): Vortrag an der „Summer 2014 Conference on Mindfulness and Compassion“ am 26.06.–29.06.2014 in Samye Ling, Scotland, notiert von der Autorin

Nathanson, D. L. (1994): Shame and Pride: Affect, Sex and the Birth of Self. Norton & Co, New York

Neff, K. (2012): Selbstmitgefühl: Wie wir uns mit unseren Schwächen versöhnen und uns selbst der beste Freund werden. Kailash, München

Nesse, R. D. & Ellsworth, P. C. (2009): Evolution, Emotions & Emotional Disorders. American Psychologist, 64, 129–139

Pauley, G. & Mc Pherson, S. (2010): The Experience and Meaning of Compassion

and Self-compassion for Individuals with Depression or Anxiety. Psychology and Psychotherapy 83, 129–143
Pollak, S. M., Pedulla, T. & Siegel, R. D. (2014): Sitting Together. Guilford, New York
Porges, St. (2011): The Polyvagal Theory: Neurophysiological Foundations of Emotions, Attachment, Communication, and Self-regulation, Norton Series on Interpersonal Neurobiology. Norton & Co, New York
Porges, St. (2010): Die Polyvagal-Theorie: Neurophysiologische Grundlagen der Therapie. Junfermann, Paderborn
Porges, St. (2007): The Polyvagal Perspective. Biological Psychology 74, 116–143
Porges, St. (2003): The Polyvagal Theory: Phylogenetic Contributions to Social Behavior. Physiology & Behavior 79, 503–513
Ricard, M. (2009): Glück. Knaur, München
Rumi, J. (2004): The Essential Rumi. Reprint Edition Harper One, New York
Salzberg, S. (2006): Metta Meditation. Arbor, Freiburg
Schneider, C. (1992): Shame, Exposure and Privacy. Norton & Co, New York
Schore, A. N. (1994): Affect Regulation and the Origin of the Self: The Neurobiology of Emotional Development. Lawrence Erlbaum, Hillsdale
Siegel, D. (2012a): Der Achtsame Therapeut: Ein Leitfaden für die Praxis. Kösel, München
Siegel, D. (2012b): The Developing Mind, Second Edition: How Relationships and the Brain Interact to Shape Who We Are. Guilford, New York
Siegel, D. (2010): Die Alchemie der Gefühle. Kailash, München
Singer, T. (2012): Talk „Compassion over Empathy Could Prevent Emotional Burnout“ at Digital Life Design (DLD) Women 2012 in Munich. In: http://www.wired.co.uk/news/archive/2012-07/12/tania-singer-compassion-burnout, 15.4.2015
Singer, T. & Lamm, C. (2009): The Social Neuroscience of Empathy. The Year in Cognitive Neuroscience: Annals of the New York Academy of Sciences 1156, 81–96
Tangney, J. P. & Dearing, R. L. (2002): Shame and Guilt. Guilford, New York
Tarthan, T. (2010): Die Freude des Seins. Dharma Publishing, Köln
Teicher, M. H. (2002): Sears That Won't Heal: The Neurobiology of the Abused Child. Scientific American 286(3), 54–61
Teicher, M. H., Samson, J. A. Polcari, A. & McGreenery, C. E. (2006): Stick and Stones and Hurtful Words: Relative Effects of Various Forms of Childhood Maltreatment. American Journal of Psychiatry 163, 993–1000
Tomkins, S. S. (1987): Script Theory. In: Aronoff, J., Rubin, A. I. & Zucker, R. A. (eds.): The Emergence of Personality. Springer, New York, 147–216
Trevarthen, C. & Aitken, K. (2001): Infant Intersubjectivity: Research, Theory, and Clinical Applications. Journal of Child Psychology and Psychiatry 42, 3–48
Trungpa Chögyam (2000): Erziehung des Herzens: Buddhistisches Geistestraining als Weg zu Liebe und Mitgefühl. Arbor, Freiburg
Twenge, J. M., Gentile, B., DeWall, C. D., Ma, D., Lacefield, K., & Schurtz, D. R. (2010): Birth Cohort of Increases in Psychopathology among Young Americans, 1938-2007: A Cross-temporal Meta-Analysis of the MMPI. Clinical Psychology Review 30, 145–154

Van Vliet, K. J. (2011): A Compassion-Focused Approach to Nonsuicidal Self-Injury. Journal of Mental Health Counseling Volume 33, Number 4, 295–311

Wang, S. (2005): A Conceptual Framework for Integrating Research Related to the Physiology of Compassion and the Wisdom of Buddhist Teachings. In: Gilbert, P. (ed.): Compassion: Conceptualisations, Research and Use in Psychotherapy. Routledge, London, 75–120

Weltgesundheitsorganisation (WHO) Europa (2014): „Neuer globaler Bericht: Depressionen sind vorherrschende Ursache von Krankheit und Behinderung unter Jugendlichen". In: www.euro.who.int, 2.4.2015

Welwood, J. (2010): Psychotherapie & Buddhismus: Der Weg persönlicher und spiritueller Transformation. Arbor, Freiburg

Wilson, K. G. (2014): Achtsamkeit für Zwei: Die therapeutische Interaktion im Rahmen der Akzeptanz- und Commitment-Therapie ACT. Hans Huber, Bern

World Health Organization (WHO) International (2012): „Adolescent health epidemiology". In: www.who.int, 2.4.2015

ZenTao Blog: In: taozazen.wordpress.com/?s=jack+kornfield, 15.4.2015

Sachregister